肾好 幸福到老

汤晓静　梅长林　编著

上海科学普及出版社

图书在版编目（CIP）数据

肾好　幸福到老/汤晓静，梅长林编著--上海：上海科学普及出版社，2016.10
ISBN 978-7-5427-6808-7

Ⅰ.①肾… Ⅱ.①汤… ②梅… Ⅲ.①补肾-基本知识Ⅳ.① R256.5

中国版本图书馆CIP数据核字（2016）第222398号

责任编辑　林晓峰
特约编辑　黄　慧

肾好　幸福到老

汤晓静　梅长林　编著
上海科学普及出版社出版发行
（上海中山北路832号　邮政编码 200070）
http://www.pspsh.com

各地新华书店经销　　　　上海铁路印刷有限公司印刷
开本 889×1194　1/32　　印张 2.625　　字数 50000
2016年10月第1版　　　　2016年10月第1次印刷

ISBN 978-7-5427-6808-7　　　　定价：16.80元

前 言

我国慢性肾脏病患病率高达 10.8%，每年新增尿毒症患者约 12 万人，而民众对肾脏病的知晓率、治疗率和肾脏病的有效控制率却很低。其实，慢性肾脏病并不可怕，早发现、早干预能够延缓肾脏病发展，减少发展到尿毒症的机会，是可以防治的。

随着认识的深入，国内对慢性肾脏病越来越重视，而上海在慢性肾脏病的防治上也走在全国前列。目前，上海市卫计委把慢性肾脏病早发现和早防治列为第四轮公共卫生体系建设三年行动计划项目，率先开展全面防治肾脏病的惠民工程。该项目由上海长征医院肾内科、上海市肾内科临床质控中心、上海市疾病控制中心领衔，联合三级预防和诊疗机构，通过充分整合上海市预防与医疗卫生资源，建立慢性肾脏病早发现和规范化防治机制和服务体系，给居民提供以健康教育、高危人群筛查、规范治疗、康复护理和疾病管理为一体的慢性肾脏病预防与治疗全程服务。

该项目的开展将使数百万市民直接受益,并为以后在上海市乃至全国的推广提供宝贵经验。

为了普及肾脏病知识,我们特地推出了这本关于慢性肾脏病防治的科普读物,由上海长征医院资深肾脏科医生编写,用通俗易懂的语言介绍慢性肾脏病的基本概念、常见症状、检查方法及治疗手段。如果认真读完本书,必定会让读者对肾脏病有一个基本的了解;只要定期体检,避免各种损伤肾脏的因素,就会降低肾脏疾病的发生风险。本书的编写得到了上海市卫计委和中科院上海药物所《家庭用药》的大力支持;高翔副主任医师、刘森炎主治医师对本书编写给予了热情帮助,在此一并表示诚挚的谢意!

独乐乐不如众乐乐,我们希望广大读者不只是自己阅读和实践,还能在日常生活中向亲朋好友宣传肾脏病相关知识,参与到慢性肾脏病防治体系的建设中来,使更多的人获益。愿所有人都能拥有健康的肾脏,享受幸福生活!

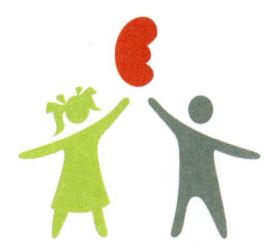

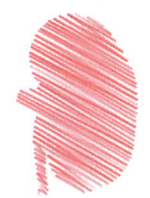

目 录

一、认识肾脏病

1. 肾脏的形态 ———————————————— 1
2. 肾脏的结构 ———————————————— 2
3. 肾脏是怎样工作的 ———————————— 3
4. 什么是慢性肾脏病 ———————————— 5
5. 慢性肾脏病发病率高、危害大 ————— 6
6. 哪些人易患肾脏病 ———————————— 10

二、发现肾脏病

1. 肾脏摸底，三大检查 —————————— 11
2. 做尿液检查应该注意什么 ——————— 13
3. 血尿、蛋白尿——肾脏损害的警示灯 —— 14
4. 如何判断尿量异常 ———————————— 19
5. 肾功能如何查 —————————————— 20
6. 肾穿刺作用大，不可怕 ————————— 22
7. 肾脏B超可以发现肾脏病吗 —————— 26
8. 用于肾脏病诊断的其他影像学检查 —— 28

三、诊治肾脏病

1. 慢性肾脏病的病因和危险因素 —————— 30
2. 发现肾脏病的"蛛丝马迹" ———————— 31
3. 慢性肾脏病如何治疗 ——————————— 34
4. 慢性肾脏病患者如何吃 ————————— 45
5. 肾脏病患者可以运动吗 ————————— 56
6. 肾脏病患者何时开始运动 ———————— 57
7. 尿毒症的透析治疗 ——————————— 60

四、上海市慢性肾脏病三年行动计划

1. 慢性肾脏病三年行动计划介绍 —————— 66
2. 市级慢性肾脏病诊治中心简介 —————— 69
3. 区级慢性肾脏病评估和干预中心简介 ——— 71

一、认识肾脏病

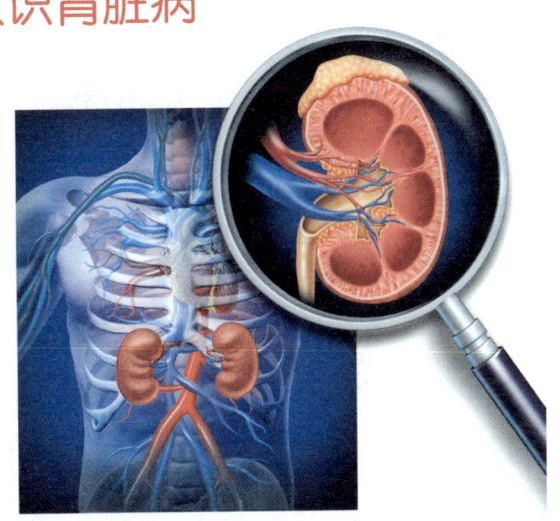

1. 肾脏的形态

肾脏为成对的实质性器官,位于脊柱两侧,左右各一,在腹膜后面紧贴着腹后壁,由于这个位置正好在腰部,所以肾脏俗称为"腰子"。

每个肾脏长10~12厘米,宽5~6厘米,重120~150克,占体重的0.4%~0.5%。左肾一般较右肾稍大。

肾脏外形似蚕豆,表面光滑,呈红褐色,外缘弯弯地向外凸出,内侧却弯弯地向内凹陷。在内外缘的中央有一扇"大门",称之为肾门,它是肾脏的"交通枢纽",血管、淋巴管、输尿管以及神经都经这里进出肾脏。

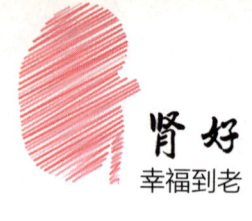

2. 肾脏的结构

肾脏为实质性器官,肾实质可分为皮质和髓质两部分。沿肾门将肾脏切成前后两半,可以看到肾脏的内部结构。外面的为肾皮质,颜色较深,为红褐色,厚约1厘米,含有肾小管和肾小球;里面为肾髓质,色淡红,约占肾实质的2/3。肾髓质显得致密而有条纹,含血管较少。髓质由8~18个肾锥体组成,每2~3个肾锥体的尖端组成1个肾乳头,2个或2个以上肾乳头被一个漏斗状的肾小盏包绕,相邻的2~3个肾小盏汇合成肾大盏,肾大盏汇合成

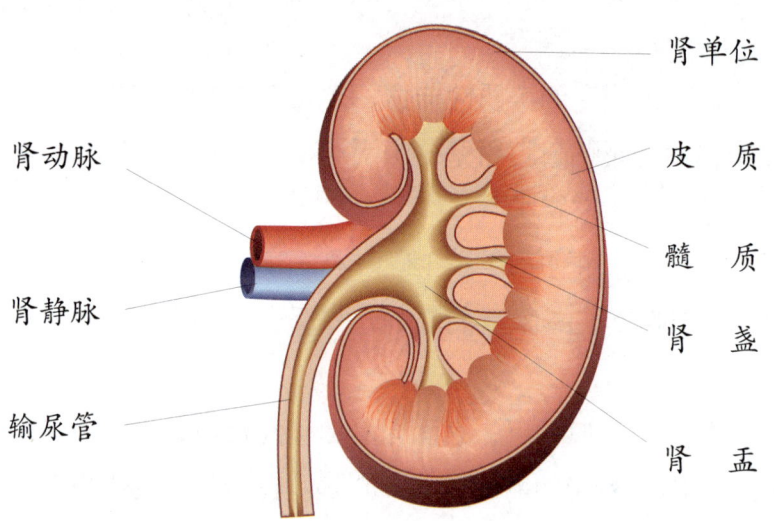

肾的结构

肾盂，肾盂逐渐缩小连续于输尿管。肾脏生成的尿液就是由肾盂、输尿管流入膀胱，再通过尿道排出体外的。

肾的基本组成单位和功能单位称之为肾单位。每个肾单位由肾小体和肾小管组成。肾小体内有一个毛细血管团，称为肾小球，它由肾动脉分支形成。肾小球外有肾小囊包绕。肾小囊分为两层，两层之间有囊腔与肾小管的管腔相通，由肾小球毛细血管产生的尿液和代谢废物就由此流入肾小盏，最后排出体外。

3. 肾脏是怎样工作的

肾脏既是人体的"清洁工"，又是人体的"平衡器"。血液从肾动脉进入肾脏，经过肾小球，肾小球像筛子一样，把毒素通过筛子漏出去，随着尿液排出体外。而干净的血液汇聚到肾静脉，回流至心脏再转到身体各处。尿液主要包含有肾脏排出的各种废物及多余的水。

因此，肾脏的主要功能是通过生成尿液清除代谢产物，把人体不需要的废物排出体外，调节身体的内环境平衡。同时，肾脏还具有内分泌功能，可以分泌多种激素，包括促红细胞生成素、肾素、活性维生素D_3、前列腺素E_2、前列环素等，参与调节血压、造血和骨髓生长等生理活动。

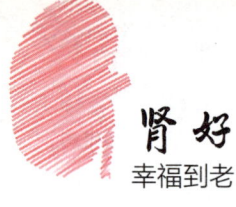

肾好
幸福到老

数据肾脏

肾是实质性器官，左右各一，形似蚕豆，位于腹后壁。每个肾脏重120～150克。

两肾的血流量大约为1 200毫升/分，约占心输出量的1/4。以单位质量计算，肾的血流量是大脑的7倍，心脏的5倍。也就是说，每4～5分钟，人体内的全部血液可流经肾脏一次。

正常人每天约排出1 500毫升尿液。

人的两肾共有170万～240万个肾单位。一个人出生后，肾脏不能生成新的肾单位，外伤、疾病或年龄的自然增长都会导致肾单位数目的减少。40岁以后，有功能的肾单位每10年约减少10%。

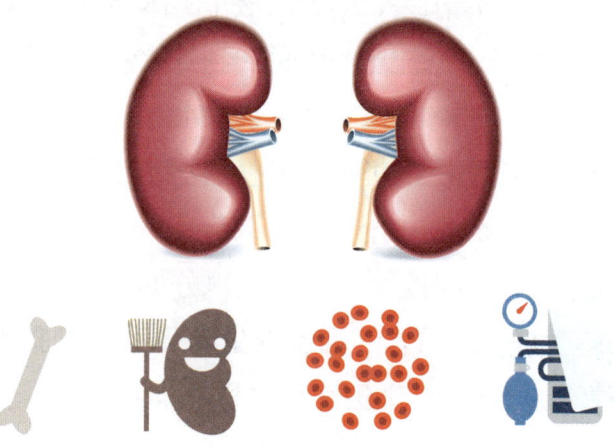

肾的功能

4. 什么是慢性肾脏病

慢性肾脏病 (Chronic Kidney Disease, CKD) 是一种常见病。我国所有的慢性肾病中，目前仍以原发性肾小球肾炎最为常见。近年来，随着人口老龄化及人们生活方式的变化，糖尿病肾病、高血压肾小动脉硬化的发病率也在逐年升高。慢性肾病早期临床表现轻微，等到患者疾病加重出现高血压、水肿、大量泡沫尿等表现而就诊时，往往病情已较重，失去早期治疗的机会，故慢性肾脏病也被称之为"无声的杀手"。因此，早重视、早检查、早治疗尤为重要。

那么，什么是慢性肾脏病呢？根据国内外共识，各种原因引起的肾脏结构和功能障碍时间超过 3 个月，包括各种病理损伤、血液和尿液成分异常、影像学检查异常、不明原因的肾小球滤过率的下降，都可称作为慢性肾脏病。评估肾脏功能的好坏，最为敏感的指标之一就是"肾小球滤过率 (Glomerular Filtration Rate, GFR)"，该指标可以通过检查获得，临床上将 GFR 作为常用的衡量肾功能的重要指标。它表示 1 分钟内两肾生成滤液的量，正常成人肾小球滤过率在 90～120 毫升/分，其值的降低预示着肾脏功能的受损。

根据肾小球滤过率可以将慢性肾脏病分为 5 期，以此

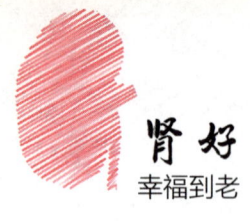

肾好
幸福到老

来表示肾脏受损害的严重程度，也可用于指导临床的治疗和护理。

慢性肾脏病的分期和治疗计划

分期	描述	GFR（毫升/分·1.73米^2）	治疗计划
1	肾损伤，GFR 正常或升高	≥ 90	CKD 病因的诊断和治疗，延缓疾病进展
2	肾损伤，GFR 轻度下降	60 ~ 89	估计疾病是否会进展和进展速度
3	GFR 中度下降	30 ~ 59	评价和治疗并发症
4	GFR 严重下降	15 ~ 29	准备肾脏替代治疗
5	肾衰竭	< 15 或透析	肾脏替代治疗

5. 慢性肾脏病发病率高、危害大

目前慢性肾脏病已经成为世界各国所面临的重要公共卫生问题之一。据我国北京、上海和广州等地报告，慢性肾脏病的患病率为 9% ~ 12%，相当一部分将发展为尿毒症；终末期肾衰竭正以每年 4.1% 的速度增长。国内每年需要肾移植或透析的尿毒症患者约 40 万人，而且还在不断增长。近 20 年来，尿毒症在人类因疾病死亡的原因中占第 5 位至第 9 位，是人类生存的重要威胁之一。其主要

一、认识肾脏病

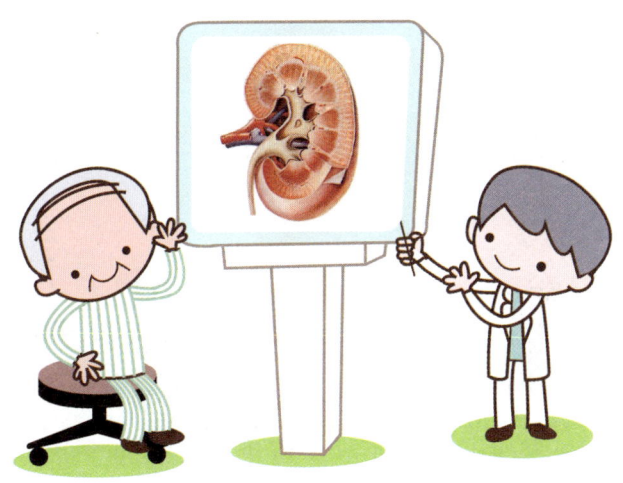

原因有以下几点:

(1) 我们国家的人口在逐渐老龄化。40岁以后,每过一年,我们的肾脏功能(肾小球滤过率)就下降大概1毫升/分,所以肾脏损害的患者也越来越多。

(2) 生活方式的改变。动物脂肪、蛋白质吃得多了,工作压力大了,运动少了,肥胖、糖尿病、高血压患者多了,这些都是肾脏病的高危因素。

(3) 药物的不规范使用。目前滥用药物的现象还时有存在,特别是患者本身就有肾脏问题,不合理的用药就加剧了肾脏的损伤,这在临床上也不少见。

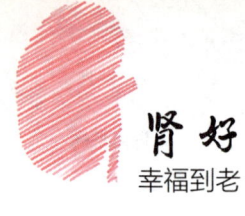

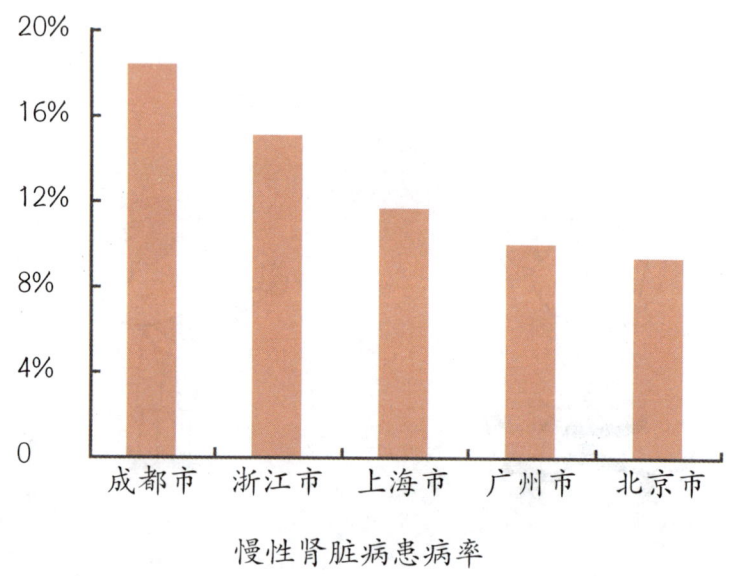

慢性肾脏病患病率

（4）目前医疗保健覆盖面较从前广了，很多没有症状的肾脏病可以通过体检及时发现，也导致了发病率上升。

总的来说，肾脏疾病有发病率高、心血管疾病并发率高、病死率高的特点。然而，目前民众对肾脏病的知晓率、防治率和伴发心血管疾病早期发现率却仍然很低。如果慢性肾脏病没有得到有效控制，10～20年以后，会进入终末期肾衰竭，即尿毒症。患者要靠透析甚至肾移植来维持生命，这必将给患者及其家庭和社会带来沉重的负担。

然而，若能正确对待慢性肾脏病，多数患者可以改善预后，使患者重新回归正常的工作与生活中。事实上，得了肾脏病，只要及时正规治疗，多数病例是完全可以控制，甚至治愈的。

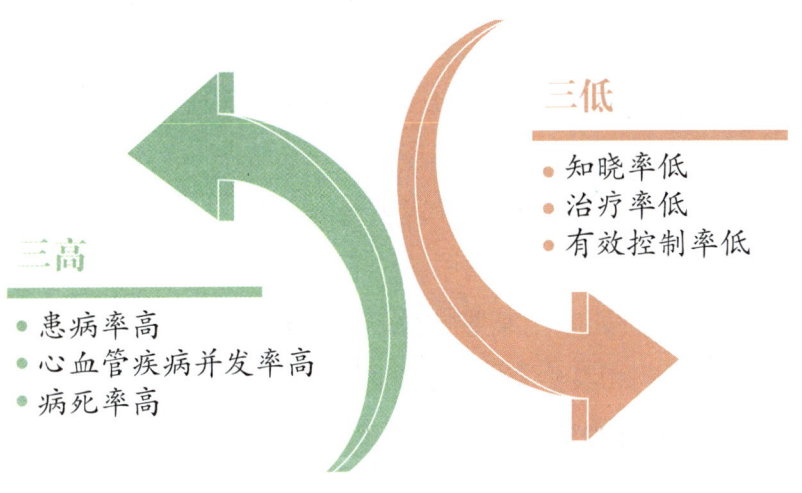

肾脏病是一种慢性疾病，通常以一年为一个疗程，有时需要延长疗程。有的患者治疗取得疗效后立刻停药，病情很可能复发。如果能在取得疗效后坚持治疗、定期随访，病情就能平稳控制。有效的治疗一定要持之以恒，不能轻易放弃。

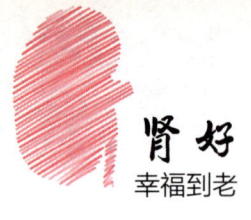

6. 哪些人易患肾脏病

防治肾脏病,首先要了解哪些人属于"肾脏病高危人群"。在疾病早期如能识别,治疗效果最好。这些人群包括:

(1)患有高血压、糖尿病、高尿酸血症或痛风、心脏病、血脂紊乱、肿瘤、脑卒中、肝炎、系统性红斑狼疮、风湿性关节炎等慢性疾病者。

(2)有肾脏病、高血压、糖尿病等家族史者。

(3)60岁以上老年人。

(4)反复尿路感染和肾盂肾炎患者。

(5)患有肾脏和输尿管结石、肾积水和尿路梗阻者。

(6)长期应用某些抗菌药、解热镇痛药、女性避孕药、化疗药和某些有肾毒性药物的患者。

(7)过去曾有过急性肾炎和急性肾衰竭等肾脏病史者。

(8)从事特殊工种,如长期接触某些化学物质的人。

(9)一侧肾脏先天缺失或因病切除者。

(10)出生时体重低于2.5千克者。

二、发现肾脏病

1. 肾脏摸底，三大检查

对肾脏的健康体检，我们主张做三项检查：尿常规、肾功能和肾脏彩色超声。

不少肾脏病变早期就可以出现蛋白尿、血尿、白细胞或者尿沉渣中有管型成分。尿常规是临床上不可忽视的一项初步检查，一旦发现尿检异常，可能就是肾脏或尿路疾病的信号，也常提示需要进一步的检查和治疗。

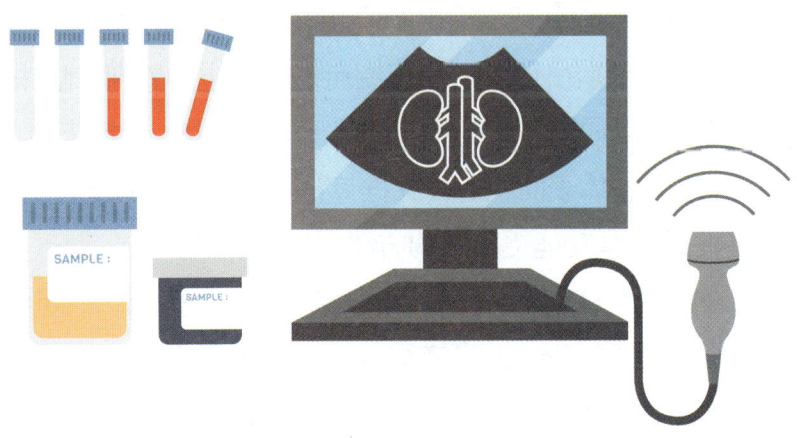

尿常规、肾功能和肾脏彩色超声

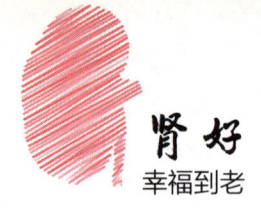

肾好
幸福到老

常规肾功能化验包括血尿素氮、血肌酐和血尿酸。血尿素氮会受到许多肾脏疾病以外因素的影响，如高蛋白质饮食、消化道出血、感染、有效血容量下降及充血性心力衰竭等，都可以使尿素氮升高。而多饮水大量排尿、低蛋白质饮食、酒精中毒和慢性肝病等，又可以导致血尿素氮的下降。血肌酐是目前应用最广泛的间接评价肾功能的指标。血肌酐是肌肉组织中储能物质肌酸的代谢终产物，经过肾脏排出体外。当肾功能减退时，肾脏排出肌酐减少，血肌酐水平就会升高。但是，血肌酐受饮食影响较大，当进食肉类食物后，血肌酐可在短时间内迅速升高。因此，体检前2～3天应该素食、避免饮酒以及剧烈运动。另外，由于各体检中心、医院采用的检测仪器、检测方法和试剂盒的不同，血肌酐的参考值范围可能有一定的差别。临床上，我们可以通过血清肌酐值及其他一些变量，包括年龄、性别、种族和体表面积的公式推算肾小球滤过率（GFR），GFR是评价肾功能更敏感的方法。

在条件允许的情况下，建议做肾脏彩色超声检查而不仅是黑白超声检查。两者有很大区别，黑白超声只能了解肾脏的形态、大小等情况，而彩色超声除了能了解肾脏的形态、大小等情况外，还能了解肾脏动脉血流等情况。这是早期发现和预防慢性肾脏病的有效手段。

2. 做尿液检查应该注意什么

（1）尿常规检查注意事项

·**收集尿液的时间**：原则上，任何时间排出的尿都可以做尿常规检查。一般应尽量采用新鲜晨尿，因为夜间饮水较少，肾脏排到尿液中的多种成分都储存在膀胱内并进行浓缩，易于查到，提高阳性检出率。送检时间应在2小时以内，否则尿液内各种成分会随着时间延长而发生变化，导致检验误差。如果不能保证2小时内送检的话，建议还是留取随机尿液，留尿前注意不要大量饮水，以免尿液稀释，影响医生判断。

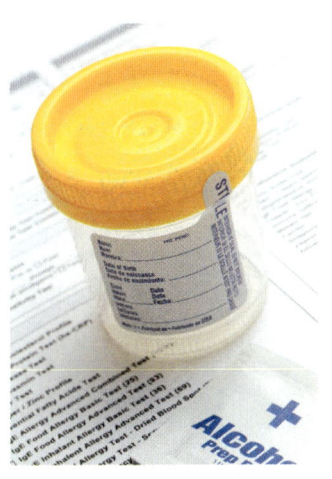

·**送检的尿量**：一般取10毫升左右。

·**留尿标本应取中段尿**：即先排出一部分尿，以冲掉留在尿道口及前尿道的细菌，然后将中段尿留取送检。

·**应注意不要把非尿成分带入尿内**：如女性患者不要混入白带及月经血，男性患者不要混入前列腺液等。

（2）4小时尿蛋白定量留尿方法

·留尿之日早晨8时主动排尿，这次尿是8时以前产生的，应弃之不要。

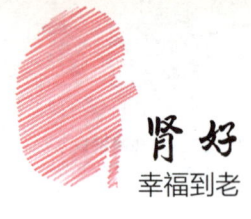
肾好
幸福到老

- 8时以后至次日8时，24小时内每次的排尿量，应全部保留在干净的容器内。
- 次日8时也应主动排尿，这次尿是8时以前产生的，必须全部留下。
- 将24小时的尿收集搅匀，记总量。
- 将混匀的24小时尿液取出10毫升，送化验室检测24小时尿蛋白定量，并告知化验室医生总尿量。
- 把收集的尿液放置于阴凉的地方，防止细菌侵入繁殖，以免影响化验结果。

3. 血尿、蛋白尿——肾脏损害的警示灯

血尿、蛋白尿为早期发现肾脏病变的信号，应定期进行相关检查，其中尿常规检查是首选。在所有检查异常中，最常见的就是血尿和蛋白尿。它们是肾脏损害的警示灯，对肾脏病变早发现有着非常重要的意义。

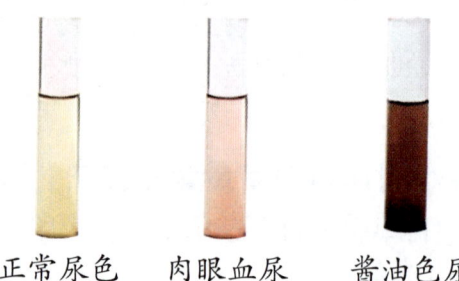

正常尿色　　肉眼血尿　　酱油色尿

二、发现肾脏病

·什么是蛋白尿

蛋白尿,顾名思义,是指尿中蛋白含量超过正常范围(＞150毫克/24小时)。蛋白尿分生理性和病理性,前者是指出现于健康人的暂时性蛋白尿,多为青年人在剧烈运动、发热、高温、受寒、精神紧张时出现。我们通常所说的蛋白尿多指病理性蛋白 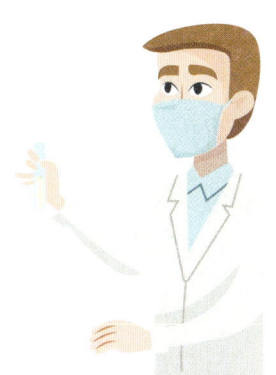 尿,指肾脏病变所引起的蛋白尿,包括肾小球毛细血管壁损伤导致尿蛋白滤出过多,或肾小管蛋白重吸收功能缺陷,或者大量轻链蛋白溢出等。

·什么是微量白蛋白尿

人体代谢正常的情况下,尿中的白蛋白极少,具体到每升尿白蛋白不超过20毫克(＜20毫克/升),所以叫微量白蛋白。如果在体检后发现尿中的微量白蛋白在20～200毫克/升的范围内,就属于微量白蛋白尿。尿微量蛋白的检测是早期发现肾病最敏感、最可靠的诊断指标。在早期肾脏病时,普通的尿常规检查还不能发现异常,而尿微量白蛋白则可能已明显升高。通过尿微量白蛋白的数值,结合发病情况、症状以及病史陈述就可以较为准确地诊断病情。

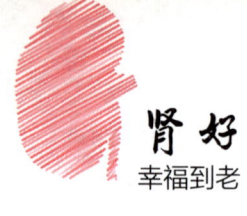

肾好
幸福到老

·什么是尿蛋白/尿肌酐

过去，24小时尿蛋白定量是评价蛋白尿多少的金标准。但是收集24小时尿液存在诸多不便，如标本留取不方便，耗费时间长，气温、饮水量影响准确性等问题。因此，医生开始采用检测随机尿蛋白与尿肌酐的比值来替代24小时尿蛋白定量的测定。采用随机尿检测尿蛋白避免了收集24小时尿液的麻烦和困难。但是单次尿的蛋白量往往波动较大，无法反映24小时尿蛋白的实际流失情况，因此需要采用尿肌酐来进行校正。在正常情况下或肾功能轻度受损时，每个人的肌酐排出量是相对恒定的，因此临床上就会采用尿肌酐来进行校正随机尿蛋白的误差。这样，一次简单的随机尿蛋白/尿肌酐检测就能直接反映一天尿蛋白的流失情况了。如果尿蛋白/尿肌酐大于200毫克/克，就称为蛋白尿，尿白蛋白/尿肌酐在30～300毫克/克称为微量白蛋白尿。

·如何早期发现蛋白尿

注意观察小便是否有泡沫。尿中泡沫增多一般提示尿中出现蛋白，这种泡沫的特征往往是尿液表面漂浮着一层细小的泡沫，久久不消失。应注意与尿流急时或糖尿病患者形成的大泡沫区别，这种大泡沫一般短时间内可消失。

二、发现肾脏病

定期检查尿常规和尿白蛋白/肌酐。对于有高危因素的人群，应该至少每年检查一次。这些危险人群包括：患有糖尿病、高血压、自身免疫病、心血管疾病的人群及老年人、有肾脏病家族史的人群等。这些高危人群应定期进行尿蛋白尤其是尿微量白蛋白的检测，特别是高血压和糖尿病患者。

·什么是血尿

血尿是指尿中红细胞数量超过正常范围（尿沉渣镜检每高倍镜视野下红细胞超过3个），若1升尿液中含1毫升以上血即出现肉眼血尿，肉眼不可见的血尿称之为镜下血尿。并不是尿色呈现红色就一定是血尿，有时要注意区分，如假性血尿、色素尿、血红蛋白尿等。因此，血尿并不是肉眼可以判断的，这也是为什么要做尿常规检查的原因之一。

从临床意义实用性出发，血尿可以分为肾小球源性血尿和非肾小球源性血尿。其中肾小球源性血尿在血尿患者中占有相当比例。

肾小球源性血尿，顾名思义即血尿来自于肾脏。人体肾脏就像一

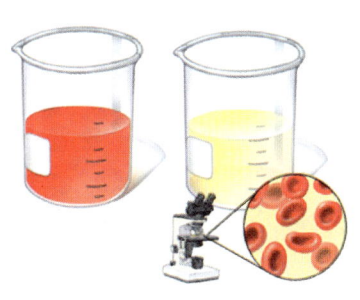

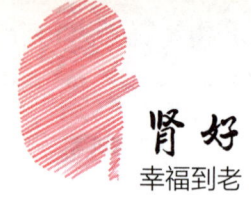

肾好
幸福到老

个滤器,是一个布满微孔的小网。当肾脏的滤过屏障遭到破坏后,过多红细胞就会透过滤过膜随尿液排出,在尿常规检查中发现,尿中红细胞超过一定指标呈阳性,这就是所说的肾小球源性血尿。肾小球源性血尿,为无痛性镜下或肉眼全程血尿。红细胞由于受到肾小球滤过膜的挤压,通过相差显微镜检查可以发现尿液中的红细胞变形呈现多种形态。常伴有蛋白尿,定量往往超过1克/24小时,可以伴或不伴有水肿、高血压、肾功能不全等症状。肾小球源性血尿多见于原发性肾小球疾病,如 IgA 肾病、系膜增生性肾炎、局灶性肾小球硬化症、多囊肾病。也可见于继发性肾小球疾病,如紫癜性肾炎、狼疮性肾炎。其中,IgA 肾病是最常见的引起肾小球源性血尿的肾脏疾病。

非肾小球源性血尿则常见于肾结石、肾肿瘤等外科疾病。若血尿伴有尿频、尿急、尿痛,尤其是伴尿痛者,多为泌尿系感染、结石等,称为有痛性血尿;若血尿不伴尿痛,称为无痛性血尿时,应注意进行各方面检查,以排除恶性病变。

• 如何早期发现血尿

许多人得了血尿没有及时去诊治,一个重要的原因就是:这些人出现血尿后没感到有什么不适。最危险的血尿,往往就是那种患者感觉不到痛的血尿。血尿患者应及早就诊，听从专科医生的建议，合理地进行诊断和治疗，保障自己的身体健康。

观察小便颜色：肉眼血尿呈洗肉水样或者鲜红色，一般不大会被漏诊。而镜下血尿外观正常，需要定期检查尿常规才能发现。

注意和血红蛋白尿、药物及食物所致小便异常相区别：血红蛋白尿可呈红色、棕色，甚至黑色，它的产生是由于溶血性疾病，血浆中游离血红蛋白含量增加，从肾小球滤过而进入尿中所致。磺胺类、抗凝剂等药物有导致血尿的不良反应。生活中食用甜菜及含有红颜色的食物也能导致尿色变红。

4. 如何判断尿量异常

正常人在一般情况下，24小时尿量在1 500毫升左右，若每日尿量超过2 500毫升者称为多尿。如24小时尿量少于400毫升，或每小时尿量小于17毫升，称为少尿。如24小时尿量少于100毫升，或者12小时全无尿，则称为无尿。正常成人夜间排尿0～2次，尿量为300～400毫升，相当于全天总尿量的1/4～1/3。若夜间睡眠时尿量大于750毫升或大于白天的尿量，称为夜尿增多。

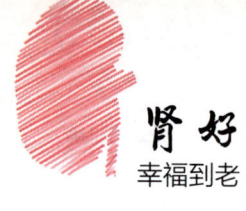

多尿的原因是多方面的。饮水过多可能会引起尿量增多，这属于生理性多尿。而病理性多尿才是我们重点需要关注的方面，多见于糖尿病、尿崩症、急性肾衰竭恢复期、大量使用利尿剂等。夜尿增多往往是肾小管功能受损的表现，多见于高血压肾病、急性肾小管坏死等疾病。

少尿与无尿是临床上极为严重的急症，应立即寻找病因，迅速而有效地予以处理。按照病因可以分为肾性少尿、肾后性少尿、肾前性少尿。肾性少尿是由于各种肾脏实质性改变而引起的少尿，如肾小球病变、急性肾小管坏死等。肾后性少尿是因结石、尿路狭窄、肿瘤压迫引起尿路梗阻或排尿功能障碍所致。而肾前性少尿是由于休克、心力衰竭、脱水等导致肾血流量减少，使肾小球滤过不足，引起少尿。

5. 肾功能如何查

长期以来，临床普遍采用血肌酐评价肾功能，但缺乏足够的敏感度。

首先，血肌酐受年龄、种族、性别的影响较大，血肌酐水平相同的年轻男性和老年女性，其肾功能完全不同。

其次，由于肾脏具有强大的代偿功能，只有当肾功能减退到40%～50%时，血肌酐才会上升，而大部分慢性

二、发现肾脏病

肾脏病 3 期患者的血肌酐还处于正常偏高水平，通常不受重视，容易漏诊。

公式法计算肾小球滤过率 (eGFR)、同位素检测、内生肌酐清除率试验、碘海醇血浆清除率测定、血清胱抑素 C(Cystatin C) 测定等均可应用于肾功能不全的早期评估。公式法计算肾小球滤过率只需测定患者血肌酐水平，结合患者的年龄、性别、身高、体重等，将相应数值直接代入公式就可计算得到，是目前临床上最常用的评价肾功能的一种方法。目前常用的公式有 CKD-EPI 公式、CG 公式和简化 MDRD 公式，CG 公式计算方法更为简便，但容易受到年龄及体重影响，对于年龄过小或过大，体重过轻或过重，或者存在高度水肿的患者，准确性降低。

一般建议采用 2～3 种方法进行综合评估。对于一些特殊人群，如肥胖者、儿童、高龄、肌病等患者需要选择合适的评估手段。

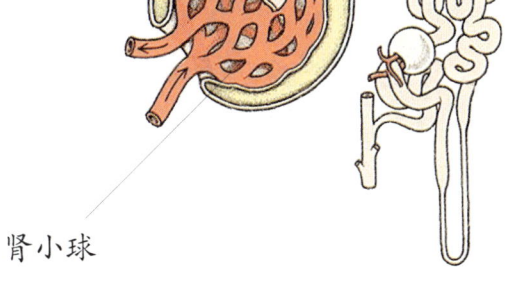

肾小球

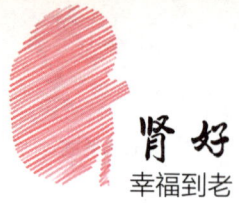

肾小球滤过率(eGFR)计算公式

公式	计算方法
CKD-EPI 公式	GFR = a × (血肌酐/b)C × (0.993)^{年龄} a 女性 = 144 男性 = 141 b 女性 = 0.7 男性 = 0.9 c 女性　血清肌酐 ≤ 0.7 毫克/分升 = −0.329 　　　　血清肌酐 > 0.7 毫克/分升 = −1.209 　男性　血清肌酐 ≤ 0.7 毫克/分升 = −0.411 　　　　血清肌酐 > 0.7 毫克/分升 = −1.209 肌酐单位为毫克/分升 = 微摩/升 ÷ 88.4
MDRD 公式	$GFR(毫升/(分·1.73米^2)) = 186 × (血肌酐(微摩/升))^{-1.154} × (年龄)^{-0.203} × 0.742(女性) × 1.21(黑人)$
CG 公式	肌酐清除率 = $\dfrac{1.23 × (140-年龄) × 体重(千克)}{血清肌酐浓度(微摩/升)}$ × 0.85(女性)

6. 肾穿刺作用大,不可怕

肾穿刺,也常称肾穿刺活检术或肾活检,是在 B 超引导下使用穿刺针取少量肾组织进行病理检查。肾穿刺创伤小、安全性高、恢复快,是一项成熟的操作技术,对于肾脏疾病诊疗具有重要的意义。

二、发现肾脏病

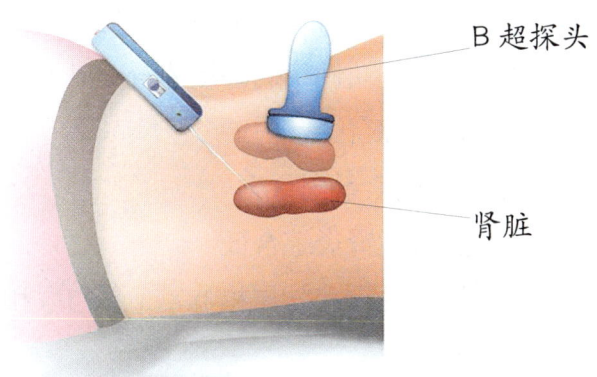

B 超探头

肾脏

(1) 为什么要进行肾穿刺

对于肾脏疾病的诊治，临床医生将首先根据患者的临床表现、血液和尿液等化验结果进行诊断，并制订相应的初步治疗方案。

但是许多肾脏疾病均有相同或类似的临床表现，如均出现水肿、尿量减少、蛋白尿等，病理检查结果却不相同。另外，部分患者疾病原因不明，或迁延不愈，或突然恶化，这时为了明确诊断和了解疾病的状况，仅仅依靠常规化验是不够的。因此，行肾穿刺"叨取"极少量的肾组织进行相关的病理检查是十分必要的。这样，医生在制订用药方案时将更加有的放矢，同时也可了解预后情况如何。

（2）谁需要做肾穿刺活检

凡有弥漫性肾实质损害，包括原发或继发性的肾小球疾病、小管间质性疾病等均为肾穿刺的适应证。包括：

- 肾炎综合征。
- 肾病综合征。
- 急进性肾炎综合征。
- 持续性无症状尿检异常（蛋白尿和（或）肾小球源性镜下血尿）。
- 原因不明的急性肾功能减退。
- 原因不明的慢性肾功能减退，且肾脏体积未显著缩小。
- 移植肾肾活检，各类非外科因素导致的移植肾肾功能减退、肾功能延迟恢复、肾小管坏死、药物性肾中毒、慢性排斥反应以及怀疑复发或新发的肾小球疾病。
- 根据病情需要，可以行重复肾穿刺。

（3）哪些人不宜做肾穿刺

肾穿刺作为一项手术操作，伴有癫痫、精神疾患等无法配合的患者，不宜行肾穿刺。有明显出血倾向（如血友病）患者，因术后易引起出血不止，故不能做肾穿刺检查。

若患者肾脏或其周围存在感染病灶，如肾脓肿、肾周围脓肿、肾结核和活动性肾盂肾炎等，也不适合行肾穿刺。因为肾穿刺可能会引起感染病灶的转移和扩大，进而加重病情。

如果患者伴有其他脏器的严重病变，如心力衰竭等，同样是肾穿刺的相对禁忌证。

此外，肾肿瘤或肾动脉瘤、多囊肾、孤立肾也不宜行肾穿刺。

（4）肾穿刺对身体有损害吗

正常人体单个肾脏中约含有100万个肾小球，一次肾穿刺仅"叼取"10～30个肾小球，如同在头上拔去数根头发，而且是在B超引导下进行的，对人体的损伤很小。

但作为一项手术操作，必然存在一定的风险。最常见的并发症包括血尿和肾周围血肿，但经内科保守治疗后绝大多数患者可在短期内自行痊愈；肾穿刺也可能损伤其他脏器，如误穿胆囊、肝脏等，或者出现创口大出血，但此类情况非常罕见。

（5）肾穿刺前后的注意事项

在肾穿刺术前，患者应练习平缓地吸气、呼气或短暂憋气（因为呼吸不当不利于肾穿刺），同时应练习床上

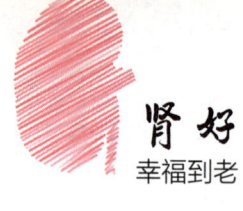

饮食、解大小便等,以提前适应术后数天内的生活起居;在术后 6~12 小时内,应绝对卧床;在术后 3 天内,注意卧床休息,多饮水,吃易消化的食物。一般情况下,术后 1 周便可逐步恢复至术前状态。

7. 肾脏 B 超可以发现肾脏病吗

B 超是利用超声传导技术和超声图像诊断技术的一种仪器,它是应用超声波的反射原理来工作的。用 B 型超声波检查肾脏,已被临床广泛应用。B 超无损伤性、应用安全,肾脏的被膜、实质、肾盂等组织结构的层次,都能用 B 超显示出来。并且肾脏 B 超检查通常不需要做特殊准备。因此,肾脏 B 超是检查肾脏病必不可少的三

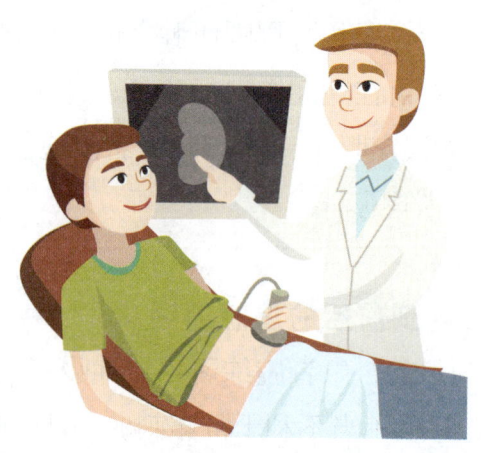

大法宝之一，可以用于发现如下肾脏异常：

（1）测定肾脏大小、形态和位置是否正常，测量肾皮质和髓质的厚度和回声强度：正常肾脏形态、大小正常，肾皮质回声均匀，当肾脏出现弥漫性实质性病变时，就可能出现肾皮质的回声异常，还可以用于鉴别急、慢性肾衰竭。

（2）肾囊肿、积水诊断：因为超声波对液体物质的反应特别强，在B超显示屏上，液体表现为均匀的暗灰色，因此对于诊断充满囊液的囊性病变及肾盂积水具有非常强的识别能力。可以明确囊肿的大小和数目、肾盂积水的程度。

（3）肾脏肿块鉴别：B超显示肾脏实质性的肿块不如肾积水那样明显，但肾脏内肿瘤的大小、数目和部位，都可以很好地显示出来。

（4）移植肾：肾移植术后用超声波检查方法了解肾脏的情况甚为理想。比如，移植肾突然体积增大，提示急性排斥；肾盂肾盏容量增大，考虑梗阻；肾移植后期出现尿素氮和肌酐增高，同时肾体积增大，提示排斥反应；肾缩小，提示肾萎缩。

（5）肾下垂：超声检查肾脏立位与卧位相比活动度超过3厘米或肾下极低于髂嵴连线时，可考虑肾下垂。

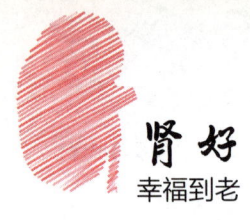

（6）肾结石：在超声声像图上可发现肾窦内出现点状或团块状强回声，其后方伴声影。

（7）肾先天性异常：如单侧肾缺如、异位肾、重复肾、马蹄肾及肾发育不良，均可显示不同特点的超声声像图。

（8）肾穿刺定位：可探得较理想的穿刺点及进针深度，并观察穿刺后是否有出血情况。因此，现在的肾穿刺活检基本上都是在 B 超引导定位下进行的，保证了肾穿刺的安全性。

8. 用于肾脏病诊断的其他影像学检查

（1）腹部平片 (简称 KUB)：腹部平片分别是肾脏、输尿管、膀胱 3 个泌尿系器官的英文第一个字母的缩写。腹部平片对于发现泌尿系结石以及了解肾脏的形态、大小、位置等有一定帮助。

（2）静脉肾盂造影 (IVP)，又称排泄性尿路造影，是通过静脉内注入含碘造影剂至肾盂、输尿管、膀胱等泌尿系器官而显影的一种检查方法。由于造影剂中的碘不透 X 线，所以当其在泌尿系统中积聚时就可使泌尿系统显影。静脉肾盂造影除可了解泌尿系统形态外，还可了解双肾功能状态，可以了解积水的程度和梗阻的原因及部位。对于泌尿系结石除有确诊价值外，还可了解结石的部位、是否造成泌尿系梗阻以及梗阻的程度。但是由于需使用静脉造影剂，对于肾功能不全的患者需要谨慎，因为有可能发生造影剂肾病。

（3）逆行性尿路造影：主要用于了解有无尿路梗阻，是经膀胱将导管插入输尿管，注入造影剂，使肾盏、肾盂、输尿管显影。主要缺点是该检查为创伤性检查，可能引起输尿管损伤、出血、尿路感染等并发症，故一般仅用于静脉肾盂造影达不到诊断目的的病例检查。

（4）同位素肾图：了解肾血流量、肾小球、肾小管功能。

（5）CT、磁共振(MRI)：可提供可靠的影像学诊断，但检查费用相对昂贵。另外，对于伴有肾功能异常的患者可以行磁共振水成像(MRU)了解有无尿路梗阻，因为磁共振水成像不需要使用造影剂，可以避免了造影剂可能引起的肾脏损害。

（6）血管造影：可了解肾血管病变，适用于怀疑肾动脉或静脉栓塞的病例。

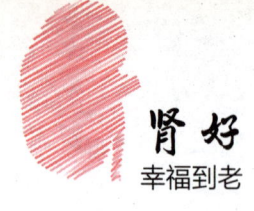

三、诊治肾脏病

1. 慢性肾脏病的病因和危险因素

慢性肾脏病发病率高、危害大，如果不及时治疗，会对身体造成不利影响。所谓"知己知彼，百战百胜"，只有了解了肾脏病的病因和危险因素才能有的放矢，使得疾病得到有效控制。

肾脏本身就是一个大血球，用于过滤体内毒素，同时防止蛋白质、血细胞等物质漏出血管。因此，凡是能够影响到肾组织内小球、小管或血管的疾病都会引起肾脏损害。从广义上说，可以分为继发性因素和原发性因素。常见的继发性因素包括糖尿病肾病、高血压肾小动脉硬化、自身免疫病（如系统性红斑狼疮）、慢性尿酸性肾病、梗阻性肾病、药物性肾病、遗传性肾病（如多囊肾病、遗传性肾炎）等。除了继发性因素外，肾脏自身的因素导致的肾脏损害就是原发性肾脏病，如原发性肾小球肾炎。在发达国家，糖尿病肾病、高血压肾小动脉硬化已成为慢性肾衰竭的主要病因；在我国等一些发展中国家，这两种疾病仍位居原发性肾小球肾炎之后，但也有后来居上的趋势。

慢性肾脏病的发展速度受很多因素影响，并非不可控制。因此，临床治疗中（尤其是早、中期阶段）应抓住机会积极控制危险因素，争取病情好转。主要的危险因素包括高血压、蛋白尿、高血糖控制不满意、低蛋白血症、吸烟等。此外，少量研究提示，贫血、血脂紊乱、高同型半胱氨酸血症、营养不良、年老、尿毒症毒素（如甲基胍、甲状旁腺激素、酚类）蓄积等，也可能起一定作用。

在慢性肾脏病发展过程中，肾功能障碍可能出现急性加重，甚至迅速进展至尿毒症并威胁患者生命。急性恶化的危险因素主要有：①原发疾病（如慢性肾小球肾炎、高血压病、糖尿病、缺血性肾病等）复发或加重；②血容量不足（低血压、脱水、大出血或休克等）；③肾脏局部血供急剧减少；④严重高血压未能控制；⑤肾毒性药物；⑥泌尿道梗阻；⑦严重感染；⑧其他：高钙血症、严重肝功能损害等。

2. 发现肾脏病的"蛛丝马迹"

肾脏病是个隐秘形的"杀手"。在慢性肾脏病4期之前，患者可能完全没有感觉，通常只有到肾功能破坏超过75%时才会出现贫血、恶心、乏力等症状。其实，我们的身体还是会发出一些早期信号来提示我们的。这些早期表现没有特异性，如果得不到足够的重视就很容易被忽视。

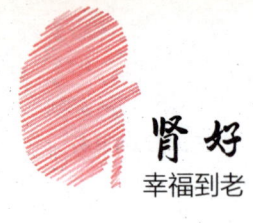

肾好
幸福到老

（1）胃口有点差

食欲不振，口中有异味，甚或恶心呕吐，往往被认为是食欲不振，或是单纯的胃肠道疾病，没有考虑到肾脏问题。其实，肾功能异常时，尿素氮对胃肠道有刺激作用，也可引起上述症状。因此，有上述症状时，小便常规即使正常或轻度异常，也应该查一次肾功能。

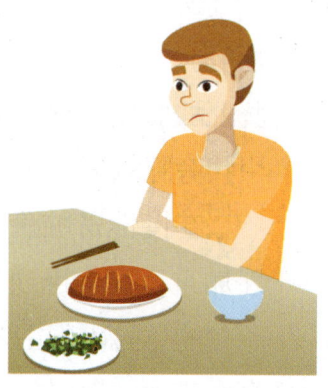

（2）干活有点累，小便有点沫

容易疲乏、腰背和下肢酸软，有可能是小便常规异常，蛋白质丢失所致，但往往被一些假象所掩盖。如果营养较好，休息充分时，则不易出现症状。临床上曾遇到一些尿蛋白(++)～(+++)的患者，由于经常赴宴，吃高蛋白质饮食，早期并无明显的异常症状。因此，要引起足够的重视。

（3）全身有点肿，面色有点黄

当有大量蛋白尿漏出的时候，血中蛋白质含量降低，就可能造成水肿，常见眼睑及下肢水肿。当出现脸色苍白

三、诊治肾脏病

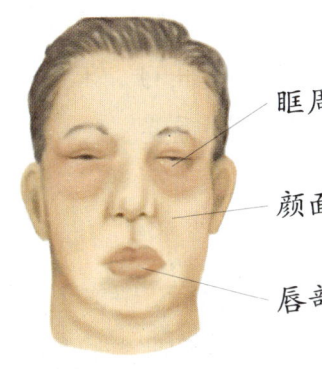
眶周水肿
颜面水肿
唇部水肿

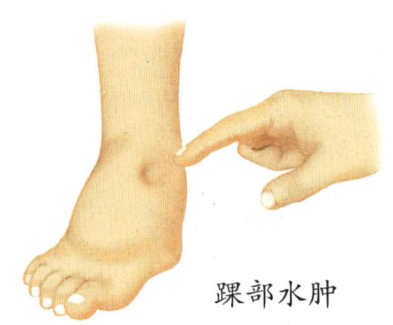
踝部水肿

或苍黄、指甲淡白、皮肤瘙痒,或非高血压患者却出现头晕,以及皮肤瘙痒、牙龈、鼻腔出血,除血液病及肝病外,还要考虑有无慢性肾病。

(4)夜尿有点多,血压有点高

夜尿增多,起夜次数较前增多;早晨起来时总发现自己眼睑特别肿,但起床活动一下后就会慢慢消退。若出现这种情况,需要重视肾脏病的因素。

血压偏高,尤其是年轻人血压偏高,需要考虑到肾脏病的可能。一般来说,如果肾脏病影响到血压的变化,已经是较晚期的表现了。可能在这之前已经出现其他的异常表现,比如上述的一些症状。

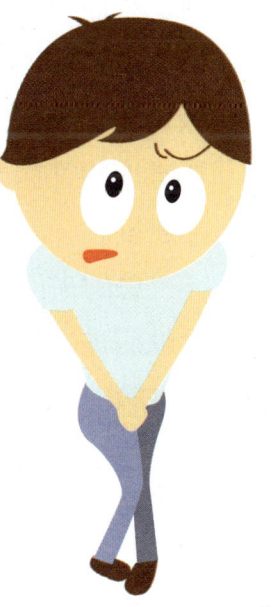

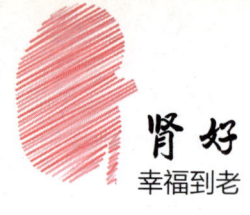

总之,肾脏病起病都比较隐匿,一旦出现明显不适时,已到了晚期肾脏病了,所以早期根据这些肾脏的"蛛丝马迹"及时进行肾脏体检,对于发现肾脏病很重要。

3. 慢性肾脏病如何治疗

慢性肾脏病的不同阶段有不同的防治目标。事实上,慢性肾脏病的防治也应该遵循三级预防的原则。所谓一级预防,又称初级预防,是指对已有的肾脏疾病或可能引起肾损害的疾病(如糖尿病、高血压病等)进行及时有效的治疗,防止慢性肾脏病的发生。二级预防,是指对已有轻、中度慢性肾脏病的患者及时进行治疗,延缓、停止或逆转慢性肾脏病的进展,防止尿毒症的发生。三级预防,是指针对尿毒症患者及早采取治疗措施,防止尿毒症的某些严重并发症的发生,提高患者生存率和生活质量。

总的来说,对慢性肾脏病患者的治疗包括延缓慢性肾脏病进展的治疗和针对各种并发症的治疗。延缓慢性肾脏病进展的基本对策是:①坚持病因治疗:如对高血压病、糖尿病肾病、肾小球肾炎等,坚持长期合理治疗。②避免或消除慢性肾脏病急剧恶化的危险因素。对患者血压、血糖、尿蛋白定量、血肌酐上升幅度、GFR下降幅度、营养状况等指标，都应当控制在"理想范围"。此外，慢性肾脏病发展到一定阶段会出现肾脏以外器官的并发症，如贫血、骨病、心血管疾病等，因此还应注意对这些并发症的防治。

（1）延缓慢性肾脏病发生和进展
·积极控制蛋白尿

过多的白蛋白等蛋白质经肾小球滤过及肾小管重吸收过程中，可损伤肾小球和肾小管，促进肾小球硬化和肾脏纤维化。因此，积极控制蛋白尿是延缓肾脏病进展的重要方面，具体的措施包括：

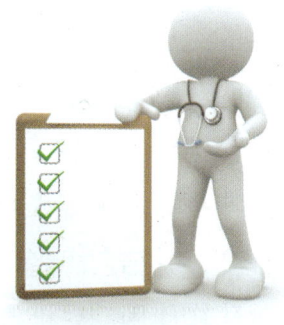

血管紧张素转化酶抑制剂（ACEI）或血管紧张素受体拮抗剂（ARB）：ACEI又叫普利类，有依那普利、卡托普利、苯那普利等；ARB又叫沙坦类，有缬沙坦、氯沙坦、厄贝沙坦等。国内外许多循证医学的试验已经证实，能阻断肾素－血管紧张素－醛固酮系统的ACEI以及ARB类药物对肾脏保护作用最强。这类药物其实是一种降压药物，通常用于高血压的治疗。一般的降压药物虽可降低外周血管阻力，但不一定能降低肾小球内血管

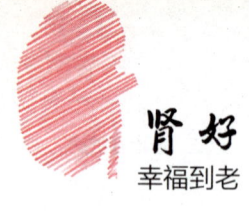

压力；而 ACEI、ARB 类药物在降低全身高血压的同时，还能降低肾小球内的高血压、高灌注和高滤过，从而减少蛋白尿、减轻肾小球硬化及肾间质纤维化，延缓肾脏病进展。因此，对于肾脏病患者来说，即使没有高血压也应该使用这类药物，以减少蛋白尿，延缓肾损害的进展。

糖皮质激素及免疫抑制剂：许多原发性或继发性肾小球疾病主要由异常免疫反应所引起。因此，抑制身体内异常的免疫反应才能有效控制蛋白尿，这类能够抑制免疫反应的药物就是糖皮质激素和免疫抑制剂，常用的免疫抑制剂包括环磷酰胺、环孢素 A、他克莫司、吗替麦考酚酯、硫唑嘌呤、来氟米特等。医生会根据病理类型和病变严重程度，并结合患者性别、年龄、体重、生育要求、有无相关药物使用禁忌证等，个体化地制订治疗方案。要注意的是，这些药物都有特殊的使用剂量和疗程，用药时务必定期随访，按照医生的建议用药，既不能一成不变的用药不管不顾，更不能擅自减量或停药。

· **控制高血压**

高血压本身可导致肾脏损害，也可促进慢性肾脏病进展，还能引起心、脑及周围血管等靶器官的并发症，从总体上影响慢性肾脏病患者的预后。因此，高血压合并肾功能减退时,患者更应重视血压的控制。肾脏病患者的血压控制目标比普通高血压人群更为严格,尿蛋白越多,血压控制要求越高。当 24 小时尿白蛋白 ≤ 30 毫克时,维持收缩压 ≤ 140 毫米汞柱,舒张压 ≤ 90 毫米汞柱;如 24 小时尿白蛋白超过这个数值,收缩压应 ≤ 130 毫米汞柱,舒张压 ≤ 80 毫米汞柱。除了注意血压达标之外,肾脏病患者还应注意降压药物的选择和使用方法。

首选 ACEI、ARB: 这两类药物都是对肾脏有保护作用的降压药物,有时肾脏病患者即使没有高血压也可以服用,因为它可以降低肾小球内的压力,减少蛋白尿,减轻肾脏工作量。在使用 ACEI 或 ARB 类药物时应注意,服药期间应密切监测肾功能及血钾变化,有些患者在用药头 2 个月可能会出现肾功能的波动,尤其是血肌酐已显著升高的患者。双侧肾动脉狭窄、妊娠或高钾血症的患者禁用。

联合用药: 高血压的发病机制有很多,所以现在高血压的治疗也提倡"鸡尾酒疗法",把每条引起高血压的途径都阻断,而且这样一来,每种药物的用量会减少,不良反应相对还会减少,甚至会抵消,所以联合用药是一种需要重视的原则。

24 小时长效平稳降压: 血压波动大比血压一直维持

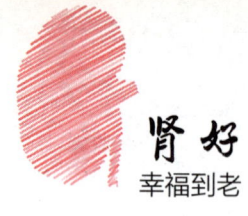

肾好
幸福到老

在高水平的坏处还要大,所以我们建议选择长效降压药。血压忽高忽低容易出现脑血管意外,尤其是老年人。血压是有规律的,所以高血压患者生活一定要有规律,包括睡眠时间、吃药时间,最好定时,这样也有助于血压的长期稳定。

用长效药物要持久: 长效药物的起效和持续时间都比较缓慢,一般我们以1周为度,用了一种新药,在1周内服药时间要固定,量血压的时间点可以适当增加,看自己的血压每天哪个时间段会升高。在吃药时间固定的前提下,如果临时高了,可以加点短效药,在这1周里先把血压控制一下。因为规律找到后,下一周就能根据这一周的记录来调整。如果每天都换,降压药物的反应没那么快,血压规律就被搞乱了,所以要按血压波动的规律来调整用药,不要操之过急。

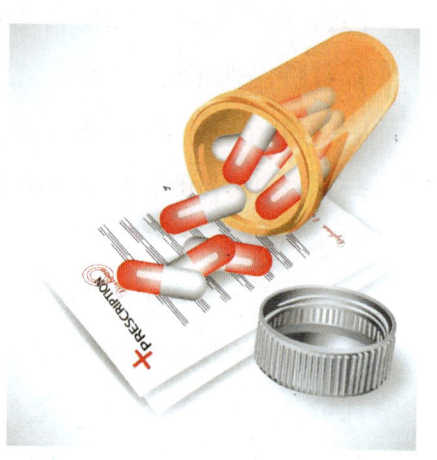

· 控制高血糖

糖尿病肾病是糖尿病最常见和最严重的并发症之一。

虽然人体本身具有自我调节机制，得以维持身体的平衡状态。但是长期的高血糖会使血管疲惫不堪，肾小球受到损伤，分泌调节功能发生混乱，造成尿蛋白的滤过和排泄异常，肾功能减退。25%～40%糖尿病患者可出现肾脏损害。5%的2型糖尿病患者在确诊时就已出现肾损害。因此，糖尿病患者从患病起就应积极控制高血糖，而且一定要严格达标。血糖控制越理想，患糖尿病肾病的机会越低，进展就越慢。血糖控制目标是保持糖化血红蛋白（HbA1C）在7.0%以内。

由于不少降糖药物经过肾脏排泄，对于糖尿病肾病患者来说，并不是所有的口服降糖药物都适合使用，尤其是当出现肾功能异常时，更应该谨慎使用，糖尿病肾病患者使用口服降糖药物必须在医生的指导监测下使用。糖尿病肾病患者如使用口服降糖药血糖控制不满意或肾功能明显受损时，可使用胰岛素治疗。胰岛素剂量也需要根据肾功能情况进行调整。

·纠正血脂异常

所谓"高血脂"，是指血清总胆固醇、三酰甘油和低密度脂蛋白水平增高，而高密度脂蛋白水平降低。高脂血症与肾脏病关系密切，它既是许多原发或继发性肾脏病的

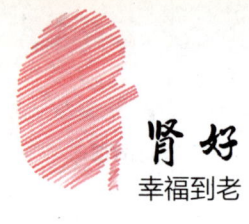
肾好
幸福到老

常见临床表现，本身又参与了肾脏病的发生和发展，而且还是慢性肾脏病患者心血管疾病的重要危险因素，因而是影响慢性肾脏病患者预后的一个重要指标。高脂血症或血脂异常在慢性肾脏病患者中发病率较一般人群高。慢性肾脏病患者常有三酰甘油和低密度脂蛋白增高，高密度脂蛋白一般较低。

那么，如何有效纠正血脂紊乱呢？首先应改变不良生活方式，包括戒烟、限酒、加强体育锻炼、控制体重。其次，提倡低脂饮食，少吃含糖量高和多油的食物，少吃或不吃富含胆固醇的食品。在以上方式控制血脂仍不佳的状态下，可给予药物治疗。目前使用最广的降脂药物有他汀类、贝特类，他汀类可有效降低血低密度脂蛋白水平及血总胆固醇水平；贝特类则可有效地降低三酰甘油水平，也可降低冠心病发病率，起到肾脏保护作用。

·纠正高尿酸血症

高尿酸血症也是加重肾功能损害的重要危险因素，可引起急性肾损伤、慢性肾脏病及泌尿系统结石，并会加速慢性肾脏病的病情进展，甚至会增加心血管疾病发生风险。因此，当慢性肾脏病患者血尿酸大于480微摩/升时就应进行干预，纠正高尿酸血症。如果肾脏疾病是由于高尿酸血症引起的,血尿酸应控制在 360 微摩／升以内。对于有痛风的患者,血尿酸应 <300 微摩／升。

俗话说"病从口入",高尿酸血症大部分与长期饮食中摄入过多的嘌呤类物质有关。高嘌呤饮食、肥胖、饮酒可诱发高尿酸血症。因此,饮食控制是早期控制该病的关键,患者首先一定要管住自己的嘴,避免高嘌呤食物的摄入;其次,多饮水、不饮酒,促进尿酸的排泄;第三,适当服用碱性药物如碳酸氢钠,也利于尿酸排泄。如上述方法不能奏效,可在医生指导下服用降尿酸药物,包括抑制尿酸合成的药物(如别嘌醇和非布司他)和增加尿酸排泄的药物(如苯溴马隆)。医生会根据患者肾功能情况、有无泌尿系结石等选择相应的治疗药物。

(2)慢性肾脏病并发症的防治
·纠正肾性贫血

贫血就是血液中红细胞数量减少。红细胞可以携带氧气供应给分布于全身的各种细胞。如果没有氧气,全身的细胞就失去了能量来源。因此,贫血时就会感到乏力、脸色苍白。而长期严重的贫血还会造成心脏问题,影响生活质量。

贫血是慢性肾衰竭的常见并发症,可以发生在慢性

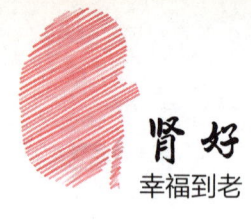

肾好
幸福到老

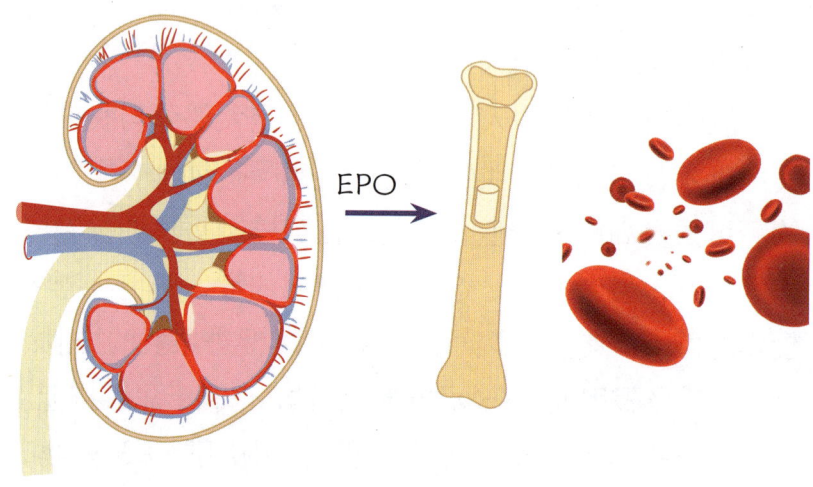

肾脏病的各个阶段。主要原因是肾脏生成和分泌促红细胞生成素 (EPO) 不足。促红细胞生成素能够刺激骨髓生成红细胞，而人体内约 90% 的促红细胞生成素由肾脏组织产生。在慢性肾衰竭时，肾脏分泌产生的促红细胞生成素明显减少，同时由于肾衰竭时毒素对骨髓的影响，均使骨髓生成红细胞这一关键环节受到抑制，因而使红细胞生成减少。红细胞寿命因受潴留代谢产物的影响也会缩短。另外，肾衰竭时往往有凝血功能障碍，患者常有出血倾向，如鼻衄、牙龈出血、胃肠道出血、月经过多等，失血使贫血进一步加重。对于慢性肾脏病 1~2 期存在贫血症状的患者以及慢性肾脏病 3 期患者，应至少每年进行一次血红蛋白评估；慢性肾脏病 4～5 期的患者，至少每年检测 2 次。

所谓"缺啥补啥"，补充外源性促红细胞生成素是纠正肾性贫血的首要措施。目前，促红细胞生成素只有针剂，通常皮下注射，也可以静脉注射。它能刺激红细胞增生，在使用过程中还应注意补充铁剂、叶酸等制造红细胞的原料。对于贫血特别严重者，可以输血补充红细胞。每次输血量不宜过多，过量输血可抑制促红细胞生成素分泌，使红细胞生成减少。另外，通过血液透析或腹膜透析可以排除血中代谢废物，延长红细胞寿命，但透析对改善贫血作用甚微。治疗目标是要使血红蛋白保持在 100～120 克/升，但也不能使血红蛋白过高，尤其是对于伴有心血管疾病的患者，血红蛋白过高反而会出现一些心血管并发症。

· **防治肾性骨病**

慢性肾脏病尤其是已出现肾功能异常的患者，常伴随钙磷代谢紊乱，表现为高磷血症、低钙血症，如果长期得不到治疗和纠正，会发展为继发性甲状旁腺功能亢进（简称甲旁亢）和肾性骨病。临床表现为全身骨痛、莫名瘙痒，难以入睡，严重的甚至发生骨折。

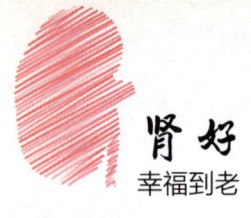

肾好
幸福到老

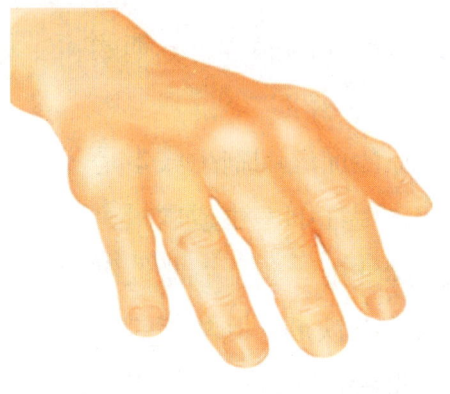

及早发现和诊治是肾性骨病治疗的重要原则,其要点是预防并纠正钙、磷代谢紊乱,防治甲状旁腺功能亢进,预防和逆转骨外钙沉积。肾性骨病的治疗措施具体包括以下方面:

控制磷酸盐代谢 限制膳食中磷的摄入,每天膳食中摄入的磷应低于1 000毫克;口服磷酸盐结合剂可以结合血中过多的磷,使血中的磷减少。但应注意磷结合剂应在进食时同时服用,这样才可以发挥最大的结合磷的效率和减少磷的吸收。

活性维生素D治疗 慢性肾衰竭患者体内合成活性维生素 $D(1,25-(OH)_2D_3)$ 不足。为了增加经肠道摄入钙的吸收率,抑制甲旁亢,补充活性维生素D是必需的。需要注意的是,对于慢性肾衰竭患者,由于肾脏无法将普通维生素D转化为活性维生素D_3,必须补充经过活化的活性维生素D_3。

手术或介入治疗 当药物治疗无效时,可以对增生的甲状旁腺进行无水乙醇注射或切除甲状旁腺。

· **预防感染**

慢性肾脏病患者的感染风险是正常人的 3～4 倍。慢性肾脏病患者因为免疫功能低下，容易发生呼吸道、消化道、泌尿道等部位感染，特别是患有糖尿病、尿路梗阻、多囊肾病的患者更易受感染。此外，一些肾脏疾病往往需要使用激素或免疫抑制剂，感染的机会更多。这些感染可导致身体分解代谢加速，代谢产物增多，致使肾脏负担加重。感染本身及细菌内毒素也可直接损伤肾脏。

因此，慢性肾脏病患者平时应注意预防呼吸道或泌尿道等各种感染。除了注意生活方式，避免受凉、适当锻炼外，可以采用疫苗接种预防感染。除非有禁忌证，建议所有慢性肾脏病成人患者每年接种流感疫苗。慢性肾脏病 4～5 期以及伴有感染高危因素的患者（如肾病综合征、糖尿病或接受免疫抑制剂治疗者）应接种肺炎疫苗，并在 5 年内复种。慢性肾脏病 4～5 期的患者应接种乙肝疫苗。

4. 慢性肾脏病患者如何吃

所谓"民以食为天"，中国人是最讲究"吃"的。然而，对于慢性肾脏病患者及其家属来说，它却是一项令人发愁的繁重的责任与负担。因为是否能够正确摄取食物将直接影响患者的病情进展。正常人所享受的"吃"，在

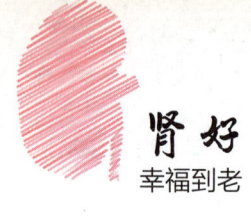

肾好
幸福到老

他们身上成为"艰难的选择",食欲不振,不知道能吃什么,不能吃什么,能吃多少,这些平常最容易不过的事情却"难于登天"。这就要求患者及家属掌握正确的营养知识,尽最大能力保护肾脏。

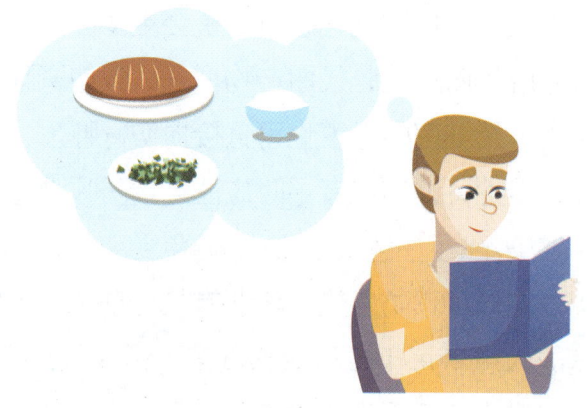

·优质低蛋白质饮食

蛋白质分解产生的含氮废物,需通过肾脏滤过,大部分从尿液中排出。若肾脏功能受损,尿素等废物在体内堆积,会导致一系列不良反应,同时加重肾脏功能的损伤。所以,必须对慢性肾脏病患者采用限制蛋白质摄入的营养治疗方案,而且为了避免患者出现营养不良,还要求其中 50% 以上的蛋白质为优质蛋白质,也就是所谓的动物蛋白质。大量临床研究表明,限制蛋白质摄入能延缓慢性肾脏病的进展，减少代谢毒物的生成和蓄积。所以，优质低蛋白质饮食治疗是慢性肾脏病非透析治疗的重要手段之一。

对于低蛋白质膳食，有些患者认为低蛋白质就是不吃鸡蛋或者少吃肉，其实所谓低蛋白质是指限制食物中蛋白质的总量，并在总量范围内尽可能减少谷类植物蛋

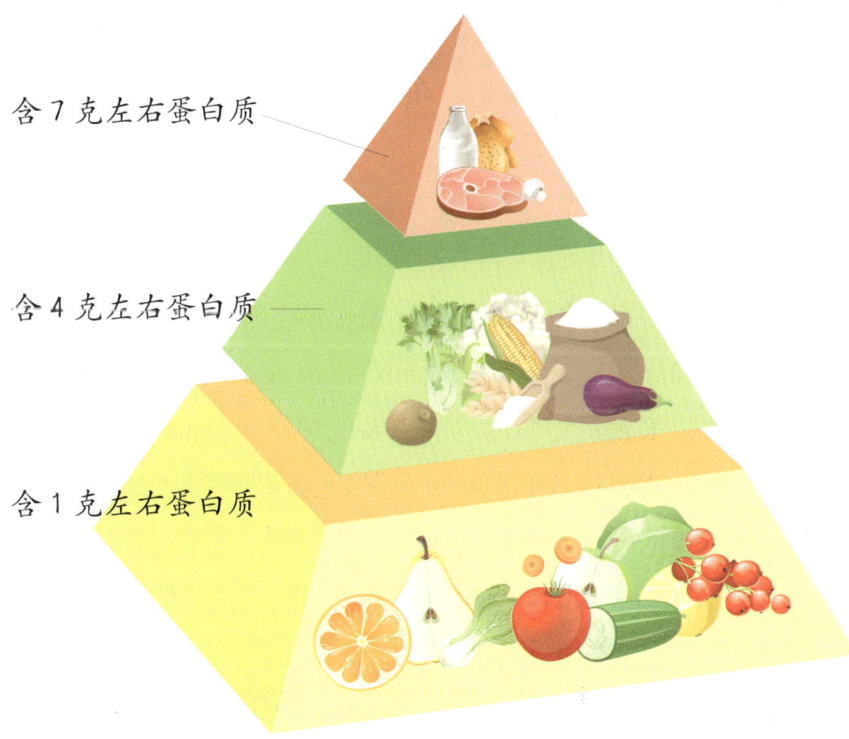

含 7 克左右蛋白质

含 4 克左右蛋白质

含 1 克左右蛋白质

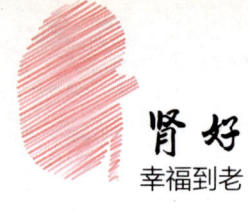
肾好
幸福到老

白质的比例，增加动物蛋白质的比例。这里需要提到的是，在补充蛋白质的时候，肾脏病患者往往有一个误区，以为豆类等植物蛋白质对肾脏有害，几乎总是谈"豆"色变。近年来的研究表明，豆类是植物蛋白质非常好的来源，而且其含糖指数低，胆固醇和磷的含量远远低于鱼和肉类，并且含有丰富的不饱和脂肪酸和人体所必需的氨基酸。在肾脏病患者的食谱中，适当地增加植物蛋白质是有益的，既可满足营养供给，又能避免食用动物蛋白质过多带来的影响。因此，在"适量"的前提下，大可不必把豆制品打入"冷宫"。

· **保证充足的热量摄入**

肾脏病患者虽然需要控制蛋白质的摄入量，但必须保证摄入的热量充足。如果长期热量摄入不足，身体就会动用蛋白质来满足生命活动所需要的热量，反而产生更多的蛋白质代谢废物，加重肾脏负荷，加快肾脏恶化速度。

一般情况下，我们要求每日热量摄入量应达到每千克体重125.4～146.3千焦（30～35千卡）。糖类是提供我们热量摄入的主要来源，如谷物、水果、根茎类蔬菜等。需要注意的是，平常食用的米、面等主食含有较多"低质量"的植物蛋白质，这些蛋白质无法被人体有效吸收，但会增加肾脏负担。因此，为了避免摄入过多蛋白质，推荐慢性肾脏病患者选用小麦淀粉、藕粉、粉丝、粉条等不含蛋白质或蛋白质含量较低的纯糖类食物来保证热量摄入。淀粉中每100克含植物蛋白质只有0.4～0.6克，而大米、面粉每100克含有6～10克植物蛋白质。在总蛋白质的量限定的前提下，减少植物蛋白质的量，用动物类蛋白质（鸡蛋、牛奶、鱼肉等）加以补充，可以满足身体的需求并可能延缓肾脏病的进展。除淀粉外，膳食中还可以用一些含热量高而蛋白质含量低的食品作为热量来源，如土豆、红薯、山药、南瓜等。因此，肾脏病患者关键要学会控制吃的质和量，既不能多吃，也不能少吃。

· 低盐饮食

食用盐的主要成分是氯化钠，而钠是人体内必需的电解质之一，对于保持体内水分平衡，调节血压、血容量等具有重要作用。然而，长期摄入过多的钠会引起高血压，尤其是慢性肾脏病患者，随着肾功能的减退，肾脏不能排出多余的钠盐，从而影响水分的调节，造成水肿。因此，慢性肾脏病患者的钠摄入量应控制在90毫摩/天以内，相当于每天5克氯化钠。需要注意的是，除了食用盐之外，各种调味品包括酱油、辣酱、味精、咖喱粉等也含有钠，

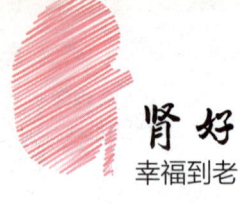

肾好
幸福到老

甚至没有咸味的主食如面包、饼干中也含有钠。对于长期习惯"重口味"的患者,可利用白糖、白醋、酒、花椒、五香、八角、柠檬汁、香菜、葱、姜、蒜等调味品增加食物的可口性。

·谁需要低嘌呤饮食

慢性肾脏病患者尤其是合并痛风或高尿酸血症的患者,应该注意控制饮食中嘌呤的摄入量,以控制高尿酸血症。所谓低嘌呤饮食就是一种既能减少嘌呤的摄入,又能提供足够营养素的饮食。我们正常人一般每天摄入的嘌呤含量在600~1 000毫克,而对痛风患者来说,应限制在100~150毫克,并严格控制脂肪在总热量中的比例,不要超过25%为宜。

根据食物中嘌呤的含量可以分为高、中、低嘌呤食物。高尿酸血症患者禁食高嘌呤食物,中等嘌呤食物也应限量食用,低嘌呤食物可自由选食,但要营养平衡,一次不可食用过多。对于肉、鱼、禽类每日可用60~100克,但绝对不能喝肉汤。多食新鲜蔬菜、水果,蔬菜、水果可供给丰富的B族维生素、维生素C及矿物质,可提高

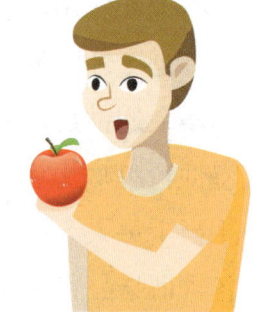

尿酸盐溶解度，促进尿酸的排泄。特别是水果，由于是碱性食品，食用后对平衡身体酸碱度有着很好的效果。严格禁酒，特别是啤酒更不宜喝。酒的成分是乙醇，乙醇代谢可使血乳酸浓度升高，可对尿酸排泄产生竞争性抑制作用，使血尿酸升高。酒还可促进嘌呤转化成尿酸。

· 其他营养素

对于慢性肾脏病患者来说，肾脏调节水分和电解质功能减退，可出现尿量减少、高血压、水肿、高血钾、高血磷等水、电解质紊乱情况。因此，除了限制蛋白质饮食之外，对于水肿、高血压或少尿的患者还应限盐限水，建议按照前日尿量加上500毫升作为当日的饮水量。

如果出现高血钾，应限制含钾食物的摄入，如香蕉、哈密瓜、柠檬、橘橙类、紫菜、海带、浓肉汤、鸡精等。此外，现在市场上有一些所谓的"低钠盐""健康盐"或"无盐酱油"，其实是采用了钾盐代替钠盐，对于有高钾血症或已存在肾功能异常的患者，建议不要使用。

为了避免出现高磷血症，需少吃含磷量高的食物，如坚果类、蕈类（如香菇、金针菇、松茸等）、蛋黄、动物内脏、干豆类及海产品等，在烹调蔬菜、鱼和肉类时，用水焯一下捞出再烹制，也不失为一个降低食物含磷和

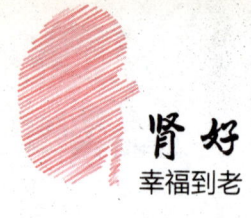

肾好
幸福到老

含钾量的好办法。

慢性肾衰竭患者还会出现不同程度的贫血，因此，应在每日充足热量的基础上选择富含铁的食物，如动物血、木耳等，少吃干扰铁吸收的富含草酸、鞣酸的食物，如菠菜、苋菜、空心菜、浓茶等，同时注意摄入维生素C，有利于使食物中的三价铁还原为易被人体吸收的二价铁。

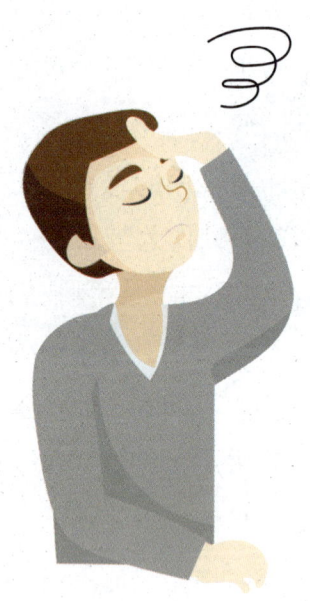

常见食物蛋白质含量

蛋白含量	食物类别	食 品	
1克	瓜类蔬菜	丝瓜150克、西葫芦200克、柿子椒150克	
	水果	草莓125克、桃子150克、西瓜350克	
	淀粉类	粉丝100克、凉粉500克	
4克	谷类	面条150克、米饭130克	
	菌类	香菇200克、蘑菇150克	
	鲜豆类	荷兰豆180克、豇豆150克	
	叶类蔬菜	圆白菜300克、西蓝花125克	
7克	肉类	熟肉45克、生肉35克、水产40克、蛋类60克、奶制品300克	
	坚果类	花生110克、瓜子60克、杏仁30克	
	豆制品	黄豆20克、豆腐90克、豆浆400克	

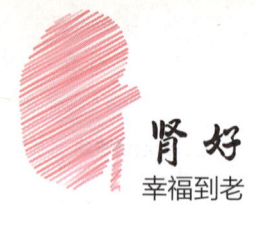

肾好
幸福到老

常见食物钠含量

类别	100克食物中钠含量	食品	
高钠	>1克	酱油、味精、盐、鸡精、腐乳、咸菜、虾皮、火腿、香肠	
中钠	0.01~1克	猪肉、牛奶、豆腐、白菜、芹菜	
低钠	<0.01克	大米、面粉、扁豆、水果、啤酒、蘑菇、红枣	

常见食物钾含量

类别	100克食物中钾含量	食品	
高钾	>50毫克	木薯、土豆、木耳、口蘑、动物内脏、榛子、绿豆、豌豆、黄豆、香蕉、柑橘、番茄	
中钾	2~50毫克	鸡肉、猪肉、白菜、豆腐、梨、苹果	
低钾	<2毫克	冬瓜、凉粉、粉条、西蓝花、花生油、玉米淀粉、粉皮	

三、诊治肾脏病

常见食物磷含量

类别	100克食物中磷含量	食品	
高磷	>0.3 克	松子、芝麻酱、虾皮、瓜子、口蘑、海鱼、虾、黄豆、黑豆、奶粉、粉皮	
中磷	0.01~0.3 克	牛肉、鸡蛋、米、面、蔬菜	
低磷	<0.01 克	粉皮、粉条、淀粉、植物油、水果、藕粉	

常见食物嘌呤含量

类别	100克食物中嘌呤含量	食品	
高嘌呤	>150 毫克	动物内脏、海鲜、香菇、啤酒	
中嘌呤	50~150 毫克	螃蟹、虾、牛肉、羊肉、鸡肉、鸭肉、河鱼、绿豆、黄豆、黑豆、花生、芝麻	
低嘌呤	<50 毫克	蔬菜、水果、鸡蛋、奶	

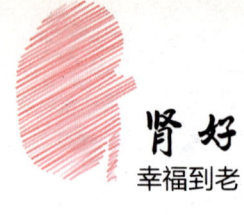

5. 肾脏病患者可以运动吗

慢性肾脏病患者往往会从医生、家人或亲朋好友那里得到这样的忠告："一定要注意休息，千万不要累着。"于是，有的肾脏病患者理所当然地休息起来，不敢做一点儿运动。这样做对吗？

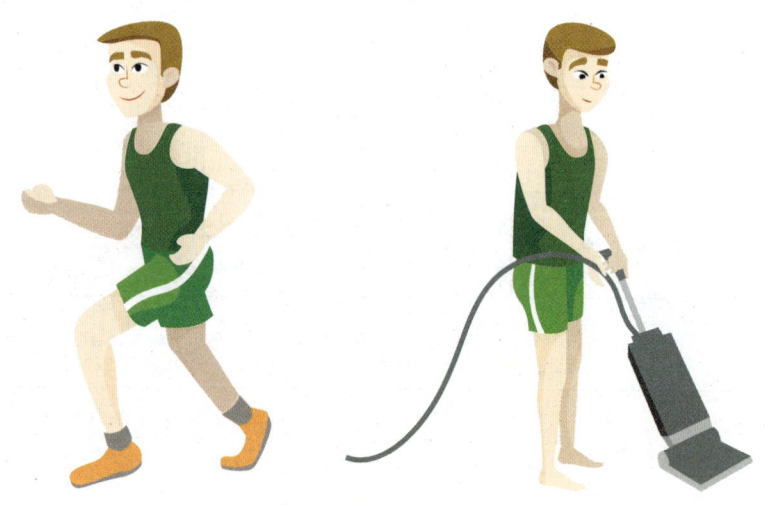

运动时血液向肌肉、心脏及肺的分配增加，肾血流量下降，下降程度与运动强度成负相关，短时间的高强度运动会使肾血流量下降达50%～75%。慢性肾病患者运动时，肾血流量下降比正常健康人更大些。肾血流量下降导致肾小球滤过率下降和尿量减少，高强度运动可致运动性蛋白尿和运动性血尿，其中运动强度远较运动时间对蛋白尿和血尿的影响大。

但是，随着慢性肾脏病的进展，体内复杂代谢紊乱导致患者机体的柔韧性、协调性、肌力、肌肉耐力和心血管耐力普遍下降。常有患者长期卧床休息，精神压抑，并不利于疾病的治疗。进行适当的运动，不仅能增强身体功能，还可增加饭量，控制血压，改善贫血，防止皮肤瘙痒。俗话说，生命在于运动。肾脏病患者适当地进行运动锻炼，对于疾病的治疗和恢复大有裨益。

因此，高强度运动可造成或加重肾脏损害；低强度运动、慢性运动对肾脏疾病有一定的保护作用，不会导致或加重肾脏损害。

6. 肾脏病患者何时开始运动

一般来说，肾脏病患者出现以下情况需暂时卧床休息：

中度以上水肿 水肿可以分为轻、中、重3种，轻度水肿指仅限于眼睑或踝部；中度水肿见于下肢；若出现全身水肿，甚至伴有胸腹水，则为重度水肿。

中重度高血压 患者血压大于180/110毫米汞柱，出现头痛、头晕、恶心、呕吐等。

肉眼血尿或少尿 每日尿量在400毫升以下者。

肺部感染或心功能不全导致气短、咳嗽、心慌、胸闷者

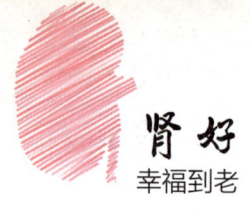

肾好
幸福到老

急性肾炎出现肾功能异常者

慢性肾衰中晚期有严重并发症者

但是,卧床休息不是长期的,只是相对的。若患者的症状、体征减轻或消退,则可适当活动。

急性肾炎一般治疗2～3周后,症状会明显改善。如水肿明显减退,血压下降,肉眼血尿消失,患者可以下床活动。症状、体征完全消退后可以增加活动量,但一般休息不少于3个月,以后可以工作和上学。

慢性肾炎和肾脏病综合征患者如无上述症状、体征,也可进行适当活动,若病情稳定,水肿消退,蛋白尿减少,可参加运动。

慢性肾衰竭早中期的患者、晚期患者只要病情稳定,也可进行适当活动。

·运动要选有氧运动

一般用来防病的运动都是"有氧运动",是指任何富韵律性的运动,其运动时间较长(约15分钟或以上),运动强度在中等或中上的程度(可达最大心率的65%～85%)。它能增强心肺耐力,使身体耐受更长时间或更高强度的运动,不易感到疲劳。

简单经验公式推算:最大心率=220-年龄

·有氧运动的强度要适当

从来不运动的肾脏病患者,最好有个锻炼强度逐渐增加的过程。刚开始时,运动心率达到最大心率的30%~50%就可以了;过渡阶段达到50%~60%;锻炼步入正轨以后,可以维持在60%~80%。至于运动的时间,以不出现肌肉无力、呼吸困难或身体疲劳为准,逐渐延长。频率每周3次,最好是逐渐加量。强度、时间和频率比普通人小一些。

·推荐几种运动方式

步行是人们最喜爱的健身和减重运动之一。只需备一双好鞋就可以了。慢性肾脏病患者要把握好走路锻炼的强度,量力而行。体质差的可缓行,时间短些;体质强的可疾走,时间长些。或漫步于公园,或疾行于林间等。持之以恒,定能获益。

骑车锻炼是根据运动过程中出现的心率而不是根据距离来计划的。建议刚开始锻炼者、身体不强健或不适合步行运动的人,用达到最大心率的50%~65%为标准来做锻炼计划。

注意其他运动项目,如羽毛球、篮球、足球都属于折返跑,心跳难以稳定和掌握,对肾脏病患者并不合适,太

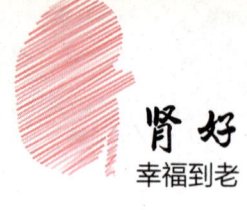

极拳和瑜伽则因运动量不足而难以达到锻炼心肺的目的。

7. 尿毒症的透析治疗

慢性肾脏病发展到终末期,即尿毒症时,患者自身肾脏功能几乎完全丧失,无法排出体内过多的代谢废物(毒素)和水分,也不能产生机体代谢所需的一些内分泌因子,因而出现体内毒素和水分的潴留、贫血、钙磷代谢紊乱等一系列尿毒症症状。此时,要维持生命就只能依靠肾脏替代治疗了。肾脏替代治疗主要有血液净化和肾移植两大类。血液净化是目前尿毒症患者最常用的治疗方法。血液净化治疗分为血液透析和腹膜透析,这两种方式各有其优缺点,下面分别介绍。

·血液透析(血透)

血透原理　利用透析器帮助尿毒症患者排水、排毒。透析器中有一个人工合成的由很多小孔组成的滤膜,滤膜一侧是含有高浓度代谢废物(毒素)的患者血液,另一侧是含有正常生理需求的干净透析液,通过渗透和弥散作用,血液中的毒素和多余的水分向透析液转移,然后排出体外,透析液中人体所需的物质被补充进入体内。其原理模拟肾脏工作原理,所以又称"人工肾"。

三、诊治肾脏病

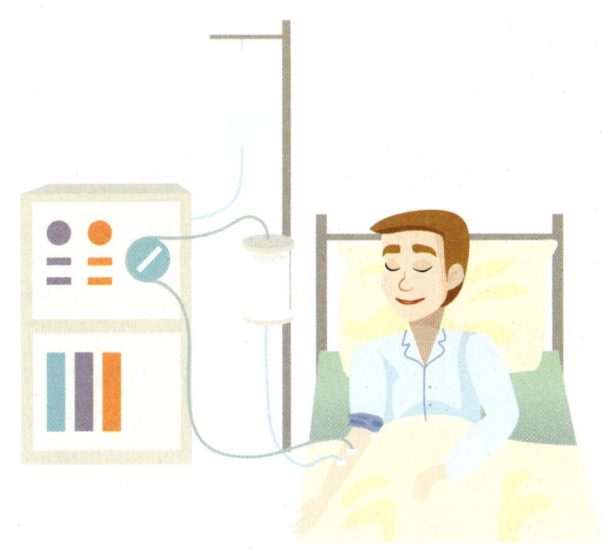

血透方法 根据需要清除的毒素要求不同,血液透析有不同的模式,包括血液透析、血液滤过、血液灌流、血液透析滤过等。目前国内绝大多数血液透析治疗需在医院进行,由医生制订治疗方案,护士进行操作,多数患者需每周透析2～3次,每次4～5小时。

血透的优缺点 优点:①透析效率较高,短时间可以清除体内较多毒素。②准确完成设定的脱水量,清除体内多余的水分。③治疗由医护人员操作,患者相对比较省事。④技术开展时间较长,覆盖范围广,多数县级以上医疗单位均有开展。缺点:①由于血透治疗是间歇性的,

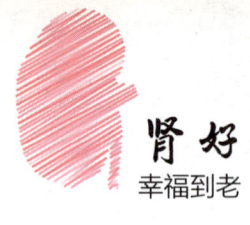
肾好
幸福到老

因此体内代谢，尤其是心血管系统的平衡波动较大，如果控制不好，容易出现低血压、高血压、心律失常、心绞痛等情况。②血透时需要使用抗凝血药物，可能增加出血风险。③每次透析时，必须去相关透析治疗单位。如果是动静脉内瘘患者均要做血管穿刺，有一定疼痛。④由于血透过程不可避免会接触血液，血透存在感染血源性传染病的风险。

·腹膜透析（腹透）

腹透原理 腹透的基本原理与血透类似，但不是通过人工滤膜，而是通过人体腹腔表面的腹膜来实现毒素清除。腹膜是一层面积很大的半透膜，腹透液注入腹腔后，经过渗透和弥散作用，使血液中各种代谢产物、毒素以及多余的水分进入腹透液中，然后将其排出。经过反复更换新的透析液，达到将毒素及多余水分排出体外的目的。

腹透方法 根据患者不同的情况，腹膜透析有不同的模式，包括持续性非卧床腹膜透析、日间非卧床腹膜透析、间歇性腹膜透析、自动化腹膜透析等。最常用的腹透方法是持续性非卧床腹膜透析。在腹腔内置入一根腹透管，通过腹透管将腹透液灌入腹腔，保留数小时后，放掉旧的腹透液，再更换新的腹透液，这样循环往复每天3～5次，

三、诊治肾脏病

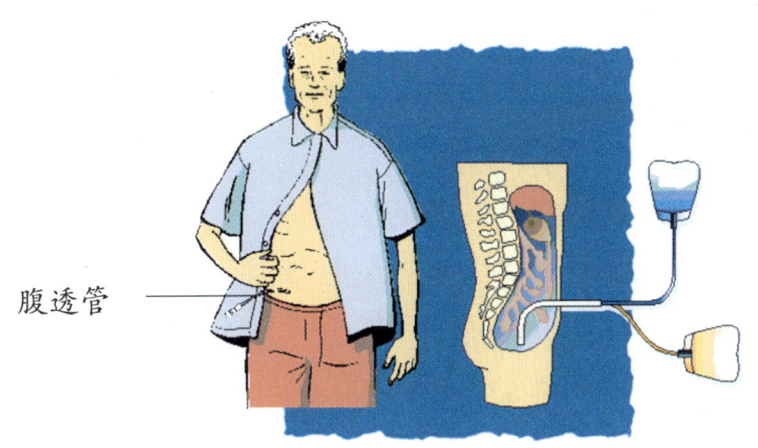

腹透管

白天时每组腹透液保留4～6小时，晚上睡前一组则保留过夜。对生活自由度需求较高且有经济条件的患者，还可以选择自动化腹膜透析。这种方法是使用机器在家进行腹膜透析，多数治疗在夜晚进行，可以达到"它工作，你休息"的要求，患者生命质量更高。

腹透的优缺点 优点：①持续治疗，人体代谢平衡相对处于比较平稳的状态，对心血管系统的影响比较小。②残余肾功能保持比较好。③腹透治疗在家进行，不必频繁去医院。④不需要做血管穿刺，避免了穿刺疼痛。缺点：①如果无菌观念不强，操作不当，易发生腹膜炎，这是腹

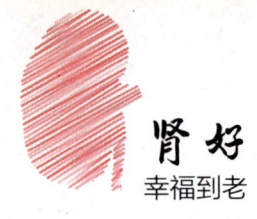

透最常见的问题。②由于在家治疗，要求居住环境相对良好干净。③透析过程中会有少量蛋白质和维生素的流失，需要从饮食中补充。

- **如何选择透析方式**

虽然腹膜透析和血液透析适应证相似，但各有利弊，需要医护人员、患者及其家属结合患者病情、医疗条件、生活社交以及家庭支持等进行适当选择。

一般来说，多数患者既能做血透也能做腹透，但在某些情况下，选择哪种方式需要慎重决定。

不适宜血透的情况 ①血透过程中，需要使用抗凝药物，所以有重要部位出血或其他部位严重出血时，应禁用或慎重选择血透，如颅内出血、严重消化道出血等。②血透对心血管系统影响较大，因此对难以纠正的休克和严重心血管疾病者也应禁用或慎重选择血透。③高龄老人和婴幼儿一般也慎用血透。④瘫痪、行动不便以致来医院很困难者。

不适宜腹透的情况 ①由于腹腔内严重感染、手术或者肿瘤导致腹腔内广泛粘连、纤维化的患者不能做腹透。②腹部皮肤有严重病变，如严重皮肤感染、烧伤或其他严重皮肤病，无法安置腹透管时，也不能做腹透。③近期做过腹部手术，应在伤口基本愈合后再行腹透。④患者有肠梗阻、疝气或严重腰椎间盘突出症时，腹腔内灌入腹透液会加重这些病症，需要先纠正上述病症，再行腹透，选择腹透时需要慎重。⑤妊娠、腹腔内巨大肿瘤、巨大多囊肾患者，腹腔容积显著减少，腹透效率差。⑥由于腹透需要自己在家进行操作，因此视力较差、生活自理能力差的患者，又无家人帮助治疗的患者，也应慎选腹透。

透析方式的选择还需考虑当地的医疗状况、患者生活社交以及家人的支持。血透患者一般需要每周去医院2～3次，会增加患者接触社会和外出的机会，但无论刮风下雨，透析日必须准时到达医院进行透析，也有诸多不便。腹透是在家进行透析，相对比较方便。一些患者不能独自去医院接受血透治疗或不能自己进行腹透操作，需要家属或陪伴者帮助、照料，这时家属的意见就非常重要。另外，做腹透治疗要求患者有相对良好的居住条件，最好能有单独的房间作治疗室，这也需要家人的理解和支持。不过无论是血透还是腹透患者，在治疗间期都可以自由活动，适当的工作、社交和旅游都有助于患者生命质量的提高。

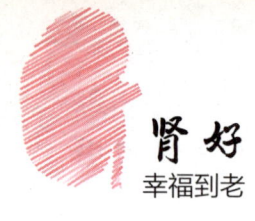

四、上海市慢性肾脏病三年行动计划

1. 慢性肾脏病三年行动计划介绍

慢性肾脏病患病率呈逐年上升趋势，已成为上海市继肿瘤、心脑血管疾病之后的主要慢性非传染性疾病，但可防、可治。2015年，上海市政府、卫计委将慢性肾脏病早发现和诊疗体系建设列为"上海市加强公共卫生体系建设三年行动计划（2015年~2017年）"项目，旨在提高居民慢性肾脏病知晓率，使患者在慢性肾脏病的高危阶段和疾病早期进行登记和筛查，早发现、早诊断、早治疗，有效降低或延缓相关并发症的发生，提高患者的生活质量。

（1）工作总体目标

充分整合区域医疗卫生资源，建立区域慢性肾脏病"市级－区级－社区"三级诊疗网络，建立并完善医疗卫生机构与疾病预防控制机构间职责明确、衔接有序、合作互动的慢性肾脏病早发现与诊疗工作机制和服务体系，努力实现"建立上海市慢性肾脏病早期发现、预防和临床干预相结合的管理模式"的工作目标。

三级慢性肾脏病防治体系包括静安区、闵行区的 27

家社区"慢性肾脏病管理小组",5家区级"慢性肾脏病评估和干预中心"及2家"市级慢性肾脏病诊治中心"。

(2)筛查范围和对象

①筛查范围：筛查范围覆盖上海市静安区、闵行区两个区的27家社区卫生服务中心。

②筛查对象：筛查对象为静安区、闵行区两区的本市户籍居民中的慢性肾脏病高危人群。基于两区上海市居民电子健康档案及高血压、糖尿病患者管理信息系统，筛查符合以下至少一条标准的慢性肾脏病高危人群：尿蛋白阳性；尿红细胞 >3/HP 或 >25/μl；eGFR（根据 CKD-EPI 公式估算）<60 毫升/（分·米^2）；尿白蛋白肌酐比（UACR）>30 毫克/克。

(3)筛查居民可享受服务的内容

· 慢性肾脏病风险评估和干预治疗，免费获得健康教育材料和资讯。

· 社区免费尿微量白蛋白/尿肌酐比值（ACR）检测。

· 区级医院 B 超优惠。

· 快捷便利的分级转诊绿色通道。

· 优先预约专家门诊，专家全程监测疾病的进展等。

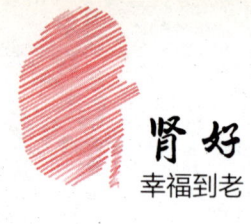

（4）静安区三级慢性肾脏病防治体系

①"静安区南片慢性肾脏病评估和干预中心"为静安区中心医院，对口江宁路、曹家渡、静安寺、石门二路、南京西路社区卫生服务中心；

②"静安区中片慢性肾脏病评估和干预中心"为静安区闸北中心医院，对口共和新、宝山、芷江西、天目西和北站社区卫生服务中心；

③"静安区北片慢性肾脏病评估和干预中心"为市北医院，对口彭浦、临汾、彭浦镇和大宁社区卫生服务中心。

三家二级医院共同承担辖区内慢性肾脏病高危病例的临床筛查、干预性治疗和病例救治工作，并能根据指征转诊慢性肾脏病患者至对口的上海市慢性肾脏病诊治中心。静安区中心医院对口复旦大学附属华山医院，闸北区中心医院和市北医院对口第二军医大学附属长征医院。

（5）闵行区三级慢性肾脏病防治体系

①"闵行区北片慢性肾脏病评估和干预中心"为闵行区中心医院，对口新虹、虹桥、七宝、梅陇、古美、莘庄、龙柏、华漕社区卫生服务中心；

②"闵行区南片慢性肾脏病评估和干预中心"为上海

市第五人民医院,对口江川、颛桥、吴泾、浦江、马桥社区卫生服务中心。

两家二级医院共同承担辖区内慢性肾脏病高危病例的临床筛查、干预性治疗和病例救治工作,并能根据指征转诊慢性肾脏病患者至对口的上海市慢性肾脏病诊治中心——上海华山医院或上海长征医院。

2.市级慢性肾脏病诊治中心简介
(1)第二军医大学附属长征医院肾内科

第二军医大学附属长征医院肾内科是硕士、博士学位授予点,全军肾脏病研究所,上海市重点学科和肾内科临床质量控制中心,国家重点建设的临床专科,以救治各种肾炎、急慢性肾衰竭和多囊肾病为特色。在国内较早开展肾脏穿刺活检、动静脉内瘘术、腹透管置入术及血液净化等技术,建有上海市最大的血液透析中心。

转诊注意事项

每周一至每周五 8:00-12:00,13:00-16:30

检查要求:空腹,带好医保卡和对口社区卫生服务中心或区级医院开具的转诊单。

联系电话:021-81886999(总机)。

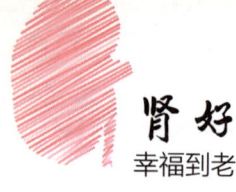

转诊就诊流程

① 挂号：门诊大楼一楼挂号；二楼有专窗挂号。
② 就诊：门诊楼二楼，第 1 诊区 8 号诊室。
③ 付费：门诊大楼一楼挂号；二楼有专窗挂号。
④ 抽血、验尿：门诊楼三楼检验科。
⑤ B 超检查：门诊三楼。

地址：黄浦区凤阳路 415 号。

交通：地铁 1 号 /2 号 /8 号线（人民广场站），地铁 13 号线自然博物馆站；公交 15/21/36/37/869/933/20/112/974/109/952 路 B 线 / 沪嘉专线。

（2）复旦大学附属华山医院肾脏科

复旦大学附属华山医院肾脏科是博士和硕士学位授予点、国家重点建设学科、教育部"211 工程"重点建设学科、国家教育部重点学科、复旦大学肾脏病研究所主体单位、国家临床重点专科。对各种水电解质紊乱和酸碱失衡、原发性肾小球肾炎、肾病综合症、IgA 肾病、狼疮性肾炎、糖尿病肾病、急慢性肾衰及肾移植后各种并发症的处理有独到经验。

转诊注意事项

每周一至周五 8:00-11:00 肾内科专科门诊。

每周三 8:00-11:00 慢性肾脏病营养专病门诊。

检查要求：空腹，带好医保卡和对口社区卫生服务中心或区级医院开具的转诊单。

联系电话：021-52889999（总机）。

转诊就诊流程

① 挂号：门急诊楼五楼预检台。

② 就诊：门急诊楼五楼肾内科门诊。

③ 付费：门急诊楼二楼收费处。

④ 抽血、验尿：门急诊楼底楼化验室。

⑤ B 超：门急诊楼四楼 B 超室。

地址：静安区乌鲁木齐中路 12 号。

交通：公交：15/45/49/93/94/824/830/927 路华山路站；48/113/506/548 路华山路乌鲁木齐路站；地铁 1 号线、7 号线常熟路站，地铁 2 号线、7 号线（静安寺站）。

3. 区级慢性肾脏病评估和干预中心简介

（1）静安区中心医院肾脏内科

转诊注意事项

每周一至周五 8:00-11:00。

检查要求：空腹，带好医保卡和对口社区卫生服务中心开具的转诊单。

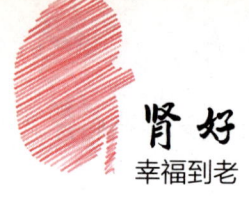

联系电话：021-61578231/61578052。

转诊就诊流程

① 挂号：门诊楼底楼。

② 就诊：门诊楼三楼肾内科门诊。

③ 付费：门诊底楼。

④ 抽血验尿：门诊楼二楼化验室。

⑤ B超（免费）：急诊楼五楼。

地址：静安区西康路259号（西康路新闸路路口）。

交通：地铁2号/7号线（静安寺站）、地铁12号线（南京西路站）；公交15/21/927/315/23/24/206/304/104/136路。

（2）静安区闸北中心医院肾内科

转诊注意事项

每周一至每周五 8：00-11：00。

检查要求：空腹，带好医保卡和对口社区卫生服务中心开具的转诊单。

联系电话：021-56628584转2695分机。

转诊就诊流程

① 挂号：门诊楼二楼。

② 就诊：门诊楼二楼，肾内科门诊。

③ 付费：门诊楼二楼。

④ 抽血、验尿：门诊楼二楼，治疗室。

⑤ B超（免费）：七号楼五楼。

地址：静安区中华新路619号（共和新路口，近王子百货）。

交　通：地铁1号线（中山北路站）、地铁3号/4号线（上海火车站站）；公交46/95/933/869/912/253/65/963/78/69路。

（3）静安区市北医院肾内科

转诊注意事项

每周一至每周五 8:00-11:00。

检查要求：空腹，带好医保卡和对口社区卫生服务中心开具的转诊单。

联系电话：021-36538438。

转诊就诊流程

① 挂号：门诊楼二楼。

② 就诊：门诊楼二楼肾内科门诊。

③ 付费：门诊楼二楼。

④ 抽血、验尿：门诊楼二楼、一楼化验室。

⑤ B超（免费）：门诊楼二楼B超室。

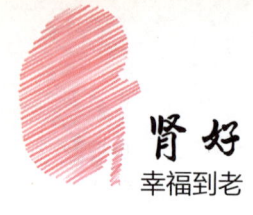

地址:静安区共和新路 4500 号(近汾西路)。

交通:公交 95/46/04/726/862/849/951/551/151/110/845/760 路,地铁 1 号线(彭浦新村站)。

(4)闵行区中心医院肾内科

转诊注意事项

每周一至周五 8:00-12:00。

检查要求:空腹,带好医保卡和对口社区卫生服务中心开具的转诊单。

联系电话:021-64923400 转 5102 分机。

转诊就诊流程

① 挂号:门诊一楼 28 号窗口。

② 就诊:门诊二楼 D 区 11 号诊室或 5 号诊室。

③ 付费:门诊一楼 28 号窗口。

④ 抽血、验尿:门诊二楼化验室。

⑤ B 超:门诊二楼 B 超室。

地址:闵行区莘松路 170 号(莘东路路口,近凯德龙之梦)。

交通:地铁 1 号线 /5 号线莘庄站;公交 91/166/189/196/700/704B/708/712/747/816/831 路 / 虹桥枢纽 4 路 / 虹桥枢纽 5 路 / 南江线 / 松莘线 / 松莘线 b 线 / 徐闵线 /

莘庄1路/莘庄2路/闵行1路/闵行12路/闵行20路。

（5）上海市第五人民医院肾内科

转诊注意事项

每周一至每周五上午8:00-11:00。

检查要求：空腹，带好医保卡和对口社区卫生服务中心开具的转诊单。

联系电话：021-24289516。

转诊就诊流程

① 挂号：门诊楼一楼，挂"慢性肾脏病专病门诊"。

② 就诊：门诊楼三楼，肾内科门诊20号诊室。

③ 付费：门诊楼三楼。

④ 抽血、验尿：门诊楼二楼化验室。

⑤ B超：4号楼三楼B超室。

地址：闵行区鹤庆路801号。

交通：地铁5号线（金平路站），闵行29路、闵行21路、闵行16路、江川2路、143路、闵马线。